DU DÉLIRE

DANS LE

RHUMATISME ARTICULAIRE AIGU

PAR A. GIRAUD

DOCTEUR EN MÉDECINE,

EXTERNE DES HÔPITAUX DE PARIS.

PARIS

ADRIEN DELAHAYE, LIBRAIRE-ÉDITEUR

PLACE DE L'ÉCOLE-DE-MÉDECINE.

1872

DU DÉLIRE

DANS LE

RHUMATISME ARTICULAIRE AIGU

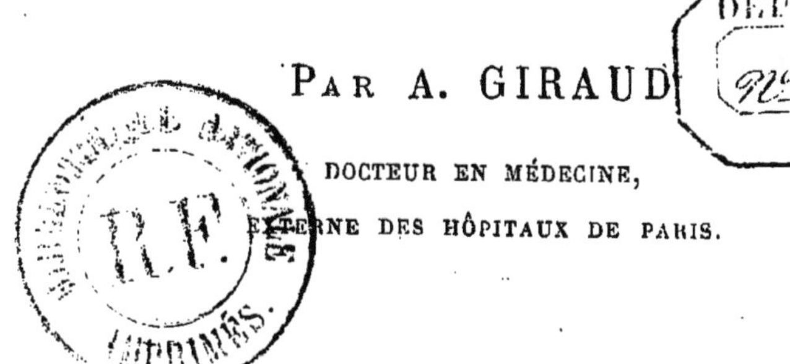

PAR A. GIRAUD

DOCTEUR EN MÉDECINE,

EXTERNE DES HÔPITAUX DE PARIS.

PARIS

ADRIEN DELAHAYE, LIBRAIRE-ÉDITEUR

PLACE DE L'ÉCOLE-DE-MÉDECINE

1872

A MONSIEUR LE PROFESSEUR CHAUFFARD,

Membre de l'Académie de médecine.

Permettez-moi, Monsieur et cher Maître, de vous dédier cette première œuvre. Elle est sans doute bien imparfaite, mais vous excuserez l'inexpérience d'un de vos élèves tout dévoué.

A. GIRAUD.

INTRODUCTION.

Les accidents cérébraux, dans le cours du rhumastime articulaire aigu, ont depuis longtemps attiré l'attention des médecins. Storck (1) cite deux cas non équivoques de méningite rhumatismale; Stoll (2) et Scudamore (3) rapportent des faits d'hydrocéphale aigu, et nous lisons dans le Journal de médecine pratique de 1807 (4) : « Lorsque le rhumatisme se porte sur quelque organe interne, tel que la tête, l'estomac, la poitrine, les intestins, il cause du délire, ou l'assoupissement profond, ou des vomissements, des selles très-fréquentes ; alors des vésicatoires doivent être appliqués aux jambes.» Depuis ces vingt dernières années, les travaux de MM. Vigla, Bourdon, Gubler, G. Sée, en France, et de nombreux mémoires à l'étranger ont jeté sur cette question un nouveau jour (5).

Mon étude ne roule donc pas sur des faits nouveaux dans la science ; mais, j'ai eu l'occasion d'observer plusieurs cas de ce qu'on est convenu d'appeler aujourd'hui le *rhumatisme cérébral*. J'ai cherché à rapprocher ces observations des faits déjà connus et publiés soit en France, soit à l'étranger dans

(1) Storck. Annus medicus secundus quo sistentur observationes circa morbos acutos atque chronicos. Vindobonæ, MDCCLXI, p. 119.

(2) Stoll. Pars tertia rationis medendi. Viennæ Austriæ, MDCCLXXX. Eph. sept., anni 1779, p. 133.

(3) Scudamore. Traité de la goutte et du rhumatisme, traduit de l'anglais par L. Deschamps fils. Paris, 1820, p. 615.

(4) Journal de médecine pratique, 25 juin 1807.

(5) Pour des indications bibliographiques plus étendues, voir Vallei Guide du médecin praticien, 5e édition, par P. Lorain, t. II, et B. B agr., 1866.

ces dernières années : J'ai pu ainsi réunir un nombre relativement considérable d'observations.

J'ai été aidé dans mes recherches par MM. Ollivier et Ranvier, qui ont eu l'obligeance de me communiquer un mémoire inédit sur les manifestations cérébrales du rhumatisme (1). M. le Dr Ollivier a bien voulu, en outre, me guider dans mon travail, par ses conseils, et je le prie de vouloir bien agréer ici l'expression de toute ma gratitude.

(1) Mémoire couronné par l'Académie de médecine en 1865.

DU DELIRE

DANS LE

RHUMATISME ARTICULAIRE AIGU

CHAPITRE PREMIER

CONSIDÉRATIONS GÉNÉRALES SUR LE DÉLIRE DANS LE RHUMATISME ARTICULAIRE AIGU.

Le délire est un symptôme qui apparait dans un grand nombre de circonstances (1), et se lie à des états pathologiques fort divers : Toutes les affections aigues peuvent le provoquer; mais, dans le rhumatisme articulaire, son étude a un intérêt tout particulier. Tandis que, dans la plupart des maladies, le délire apparait, soit comme symptôme essentiel de l'affection, soit comme symptôme concomitant, d'une valeur pronostique plus ou moins grande, dans le rhumatisme, son apparition se lie à une modification profonde de la maladie. Lorsqu'un rhumatisant délire, les manifestations articulaires disparaissent, ou tout au moins sont masquées; le malade, qui était étendu sur son lit, immobile, enchainé par la douleur, poussant des cris dès qu'on exerçait la plus légère pression sur les articulations malades, se lève, il peut agiter ses membres en tous sens, et pour maitriser cette agitation, il faut quelquefois l'intervention de plusieurs personnes, il faut le fixe à son lit à l'aide de la camisole de force.

(1) Voir A. Foville, Délire, Dict. des sciences médicales.

En même temps, la gravité de la maladie a changé. Le malade que l'on avait laissé dans un état de santé fort satisfaisant, au moins en apparence, peut être en quelque sorte foudroyé ; en quelques heures, en quelques minutes même, il peut succomber au milieu d'un délire furieux. Dans d'autres circonstances, au délire succède le coma, ou des convulsions, et la mort ne tarde guère alors à venir terminer la scène, malgré les traitements les plus énergiques.

Dans d'autres cas, au contraire, le malade, après avoir présenté les symptômes les plus alarmants, revient à la santé. Les manifestations articulaires reparaissent, et la guérison ne tarde pas à survenir.

Dans quelques circonstances assez rares, ce délire persiste, mais les symptômes articulaires disparaissent, la fièvre tombe et la maladie prend alors une forme nouvelle décrite sous le nom de *folie rhumatismale*, *Encephalopathie rhumatismale prolongée*. (Griesinger.)

La plupart des auteurs décrivent les accidents cérébraux du rhumatisme sous le nom de *rhumatisme cérébral*. Mon but n'est pas de faire ici l'histoire complète de ces accidents. Un grand nombre de mémoires fort intéressants ont été publiés sur ce sujet, et mes recherches ont eu un champ plus limité :

Le délire du rhumastisme articulaire est généralement étudié sous le titre de *forme délirante du rhumatisme cérébral* ; or, la plupart des auteurs sont forcés d'admettre qu'il survient dans des circonstances fort distinctes les unes des autres. Certains individus sont pris de symptômes cérébraux dès qu'ils ont de la fièvre ; chez eux, le rhumatisme peut amener le délire, sans que leur état soit par là très-aggravé. Pouvons-nous mettre dans le même cadre les cas de rhumatisme dans lesquels apparait le délire, puis le coma ; le malade succombe, et à l'autopsie on trouve les signes les plus évidents d'une méningite aigue.

Ce même symptôme délire peut donc avoir, dans la même maladie, une signification bien différente : C'est à ce titre surtout que son étude m'a paru intéressante. D'ailleurs, le plus souvent, les accidents cérébraux débutent par le délire, et, il faut bien reconnaitre que la plupart des formes décrites dans le rhumatisme cérébral sont loin de répondre exactement à la réalité des faits. Le nom même de rhumatisme cérébral me semble mal choisi ; car, pour n'en citer qu'un exemple, nous voyons que l'on décrit sous le même titre les troubles cérébraux qui peuvent survenir dans toutes les maladies fébriles aigues, et les symptômes dus à une véritable méningite rhumatismale. Mon but est de rechercher les conditions de développement du délire dans le rhumatisme articulaire aigu, et de chercher à déterminer les états pathologiques auxquels il est lié, afin de pouvoir, par la connaissance de la cause, porter un pronostic, et employer une médication propre à enrayer la marche des accidents. Je ne me dissimule par la témérité de mon entreprise. La physiologie du cerveau présente encore de nombreuses lacunes ; aussi les troubles fonctionnels de cet organe sont pour nous bien obscurs. J'espère néanmoins pouvoir tirer quelques conclusions du rapprochement d'un grand nombre de faits, et je me trouverai fort heureux, si mon travail peut être, dans la suite, de quelque utilité à ceux qui entreprendront des recherches sur le même sujet.

CHAPITRE II.

CIRCONSTANCES AU MILIEU DESQUELLES APPARAIT LE DÉLIRE DANS LE RHUMATISME ARTICULAIRE AIGU.

Le délire, dans le rhumatisme, affecte deux formes bien distinctes l'une de l'autre. L'une constitue la folie rhumatismale, *encéphalopathie prolongée* de Griésinger, l'autre est le délire non vésanique fébrile, présentant ici des caractères sur lesquels je vais insister. Pour éviter toute confusion dans mon étude, je décrirai dans un chapitre à part la folie survenant dans le rhumatisme, car elle nous donne lieu à des considérations toutes spéciales, et je n'étudierai tout d'abord que le délire non vésanique.

L'apparition de ce symptôme est rare dans le cours du rhumatisme aigu. « Le rhumatisme articulaire n'éveille pas volontiers les sympathies cérébrales » disait le professeur Trousseau (1), « et cependant il est certains cas où le rhumatisme se complique d'accidents cérébraux, lesquels sont indépendants de l'intensité du mal, de sa gravité et de son extension. » Nous discuterons plus tard cette seconde assertion. Il est auparavant nécessaire d'examiner dans quel état se trouvaient les malades, au moment où est apparu le redoutable symptôme que nous étudions.

Un fait a de bonne heure attiré l'attention des auteurs : c'est la disparition fréquente des douleurs articulaires *précédant* les phénomènes cérébraux, et coïncidant souvent avec une diminution notable du gonflement. Aussi, a-t-on admis dans ces cas une sorte de métastase rhumatismale, d'où la grande indication d'appliquer des sinapismes et des vésicatoires sur les articulations, afin de chercher à rappeler la fluxion rhumatismale. Nous examinerons la valeur de cette opinion, en parlant des lésions anatomiques rencontrées chez les rhumatisants qui ont succombé après avoir présenté du délire.

Mais, que l'on admette ou non la métastase, un fait reste constant, la disparition plus ou moins complète des douleurs précédant le délire dans un certain nombre de cas. Tantôt, les malades semblent entrer en convalescence, et c'est alors qu'apparaissent les accidents, tantôt l'amélioration s'est faite pour ainsi dire subitement ; le malade se croit guéri complètement, mais quelques heures après, le tableau change.

L'observation suivante, extraite du Mémoire de MM. Ollivier et Ranvier, est un exemple de l'apparition du délire chez un malade dont l'état semblait sensiblement amélioré.

(1) Trousseau. Clinique médicale, 2 édition, t. II, p. 712.

OBSERVATION I (1).

Deshayes (Jules), âgé de 30 ans, cuisinier, blond, constitution robuste, couché au n° 30, salle Saint-Charles, hôpital Lariboisière.

Le malade est atteint d'un rhumatisme aigu, polyarticulaire, que l'on traite par le sulfate de quinine. La maladie diminue peu à peu, et le 24 juin, à la visite du matin, on le trouve tellement bien qu'on lui permet une demi-portion.

Le même jour, à deux heures de l'après midi, ce malade est pris de délire et d'agitation : il crie, il débite avec animation des phrases relatives à ses occupations habituelles, et dans lesquelles il s'adresse à des amis absents. Il se lève et se promène dans la salle. Quand on veut le retenir, il vocifère; on se voit forcé de le lier dans son lit. A cinq heures, il tombe dans le coma. La respiration est suspirieuse, les battements du cœur sont pleins et réguliers; il y a une résolution des forces et une analgésie complète. Le pincement et la piqûre de la peau ne produisent aucun mouvement. Les pupilles sont resserrées, il n'y a pas de strabisme. Il n'y a pas eu d'émission d'urine, ni de garde-robes.

La mort survient à sept heures du soir au milieu de cet appareil symptomatique.

L'autopsie n'a pu être faite.

L'observation suivante, également extraite du Mémoire de MM. Ollivier et Ranvier (2), nous montre un cas de rhumatisme dans lequel la disparition complète des phénomènes articulaires a précédé les accidents cérébraux.

OBSERVATION II.

Attaque de rhumatisme articulaire aigu pour la 3e fois. L'inflammation articulaire dure dix jours seulement, et disparaît tout à coup. Pendant dix-huit heures, le malade semble guéri, mais bientôt surviennent des accidents cérébraux et le malade meurt quarante-huit heures après. (Observation recueillie par M. le Dr Jules Simon.)

Armand P..., âgé de 30 ans, né à Chartres, vivait à Paris, 86, rue de l'Echiquier, dans d'excellentes conditions hygiéniques. Attaché comme clerc à une étude de notaire, il avait par cela même contracté les habitudes d'une vie très-régulière. Ses antécédents me sont parfaitement connus. Nous avons passé sept années dans le même collége et dans les mêmes classes, et depuis six ans qu'il est à Paris, nous ne nous sommes jamais perdus de vue.

(1) Ollivier et Ranvier, obs. XIII.
(2) Ollivier et Ranvier, obs. XXI.

A l'âge de 6 ans, il avait été atteint d'un rhumatisme articulaire aigu qui a duré six semaines; à 12 ans, une nouvelle attaque se déclare et dure le même temps à peu près. Ni l'une ni l'autre ne laissèrent sur l'organe central de la circulation des lésions appréciables. Son père est mort d'une affection cardiaque rhumatismale, et sa mère, qui vit encore, est hystérique avec attaques de nerfs, malgré son grand âge.

P... était d'un tempérament lymphatique et excessivement nerveux. Ses accès de colère étaient passés en proverbe au collége. Maigre et chétif jusqu'à 20 ans, il avait pris un embonpoint excessif, tout en restant très-pâle et surtout très-irascible.

Le 26 septembre 1863, il est pris d'embarras gastrique bilieux et vient me consulter. Je lui conseille un éméto-cathartique et le repos à la campagne. Il reste dix jours à Chartres et revient à Paris bien rétabli.

Les 10, 11 octobre, il passe deux nuits consécutives en chemin de fer, éprouve une sensation de malaise, et le 13, un frisson se déclare, la fièvre s'allume, et le genou gauche devient au même moment le siége d'une vive douleur, de rougeur diffuse, et d'une chaleur et d'un gonflement considérables. Le pouls atteint 100 pulsations sans développement, mais un peu résistant.

La peau du corps est chaude, le visage est anxieux; le malade s'impatiente et s'effraie, pas de sommeil. L'appétit est conservé, bien que la langue soit blanchâtre; constipation, le cœur et les autres organes sont indemnes. Voilà l'état dans lequel je le trouvai à ma première visite. Je lui conseillai : 1° un cataplasme laudanisé sur les jointures malades, qu'il enlève bientôt en me disant que la ouate seule lui était plus agréable; 2° une pilule de 0,05 d'extr. thébaïque; 3° du chiendent avec 2 grammes de nitrate de potasse par litre.

Du 13 au 23 octobre, le rhumatisme se promène de jointures en jointures dans l'ordre que je vais indiquer et sans offrir à mon observation d'autre particularité que celle-ci : à peine avait-il atteint une jointure, qu'il se portait sur une autre.

La douleur était atroce dans les premières minutes, s'apaisait petit à petit, puis tous les symptômes précités se développaient pour disparaître douze heures après, si bien que toutes les articulations ont été atteintes, non-seulement une fois, mais encore deux fois dans ce court espace de dix jours.

Voici l'ordre suivi par les inflammations articulaires. Après le genou gauche, ce fut l'articulation tibio-tarsienne gauche, puis le poignet et l'épaule du côté correspondant.

Ensuite, pendant que le côté gauche paraît se débarrasser, le côté droit devient complétement le siége du mal. Le genou droit, l'articulation tibio-tarsienne droite, le poignet et l'épaule droits sont atteints dans le même ordre que précédemment. Les coudes et les hanches ne sont pris que d'une manière insignifiante.

La colonne vertébrale est souple et nullement douloureuse.

Voici l'état général du malade pendant cette évolution rhumatismale : le pouls était à 100 le matin et à 110 le soir; la peau chaude et sèche. Le cœur et les autres organes restent sains. Seulement mon ami s'inquiète, se tourmente et s'agite à chaque nouvelle inflammation articulaire ; la douleur qui l'accompagne le fait pleurer. A peine cesse-t-elle, qu'il témoigne le désir de s'alimenter. Sans éprouver ni douleur de tête, ni aucun phénomène cérébral, il lui est impossible de goûter un seul instant de sommeil la nuit.

Dans le but de combattre la douleur et de procurer un peu de sommeil, j'augmente tous les jours la dose d'opium. De 0,05 centigr. d'extrait thébaïque, j'arrive le dernier jour et par doses successivement graduées, à 0,40 centigr., et, grâce à cette médication, il a pu reposer trois ou quatre heures dans la nuit du 22 au 23 octobre, et dès lors apparaissent les phénomènes les plus intéressants.

Pendant toute cette journée du 23, le malade semble complétement guéri, les jointures sont complétement dégonflées, et à part un peu de raideur dans les articulations du côté droit, qui a été envahi le dernier, le malade a recouvré tous ses mouvements articulaires. Son visage exprime une vive satisfaction ; le malade plaisante, demande avant toutes choses qu'on lui donne à manger. Il se tient assis sur son séant, et, je le répète, semble à tous égards entrer en convalescence. L'opium est suspendu ; la ouate autour des articulations, et un lavement au miel de mercuriale, constituent les seuls moyens employés à ce moment.

Mais, dans la nuit du 23 au 24, quelle ne fut pas ma surprise d'être appelé en toute hâte auprès de mon ami, et de le trouver en proie à de l'agitation, du délire ; voulant se lever et se croyant dans un autre appartement que le sien. Au moment où je suis arrivé près de lui (8 heures du matin), il était assis sur son séant, le visage pâle, les yeux hagards, mais brillants, les pupilles étroites, sans déviation ; les sillons naso-labiaux très-profondément accusés. Quoiqu'il n'ait pu goûter un seul instant de sommeil, il ne se sent pas fatigué. Son intelligence est semi-lucide. Si on le questionne il répond nettement, sans difficulté, et ce qu'il y a de particulier, c'est qu'il analyse lui-même son délire. Il m'a raconté, que tourmenté par une idée fixe, il venait de se lever et de perdre un instant la conscience de ses actes.

Dès qu'on ne lui adresse plus la parole, il parle à haute voix de son étude, de son avenir, puis de mille et une choses désordonnées.

Il reprend de nouveau son intelligence, dès qu'on l'y invite par quelques conseils. Il ne souffre pas de la tête, quoiqu'elle soit chaude, mais elle n'offr. pas de traces de congestions extérieures. Ses sens sont tous excellents ; pas d'éblouissements, pas de vertiges, pas de surdité, un peu de pulvérulence des narines, fuliginosités sur les lèvres, langue sèche, toutes les articulations sont complétement dégagées. Le cœur, les poumons, tous les autres organes sont tout à fait intacts.

Pas de nausées ni de vomissements, trois ou quatre garde-robes sous l'influence de lavements répétés.

Le pouls était à 120 et petit ; la peau chaude et sèche. Des sinapismes d'abord, des vésicatoires larges de 20 centim., sont appliqués sur chaque membre inférieur.

Le lendemain 24 octobre, à 8 heures du matin, un peu de calme est survenu. Le malade, qui a toujours eu toute sa connaissance, à part quelques moments de subdélirium, est encore en proie à des idées bizarres ; il parle beaucoup, et, deux minutes après, il rétracte tout ce qu'il vient d'avancer. Pas de céphalalgie, pas de vertiges ; tous les sens jouissent d'une intégrité absolue. Seulement, le facies est d'un mauvais aspect ; les yeux sont cernés, profonds, le nez effilé ; la peau est pâle, mate, sans transparence. Mon ami présente l'aspect d'un individu atteint de fièvre typhoïde, au point de vue de la physionomie bien entendu.

Le pouls reste à 120 ; la peau est un peu moite, les articulations sont libres, le malade se remue tout à son aise. Langue blanche avec fuliginosités, pas d'appétit, pas de nausées ni de vomissements ; une garde robe ce matin à l'aide d'un lavement médicamenteux.

M. le docteur Hérard est appelé en consultation, constate le même état, s'arrête à l'idée d'un rhumatisme cérébral. La disparition subite des inflammations articulaires, et l'apparition immédiate des phénomènes nerveux en sont pour lui les meilleures preuves. Nous conseillons le traitement suivant : calomel 0,60 centigr., potion au musc 0,50 centigr. ; sinapismes promenés sur les jointures.

La journée du 24 se passe assez bien, le malade reste comme nous l'avons vu le matin, mais la nuit du 24 au 25 est très-agitée. Le délire s'accentue de plus en plus ; il n'a plus de rémissions, et cependant la connaissance des personnes et des objets est conservée. Le malade parle seul, à haute voix, répète des sentences et mille et mille choses extravagantes, mais toutes empreintes de tristesse et d'idées de la mort.

Quoique le malade y voie, ses pupilles d'une moyenne dimension sont un peu paresseuses sous l'action de la lumière ; pas de strabisme, pas de surdité ; odorat excellent, soubresauts de tendons, mais jamais de convulsions. Le pouls est toujours à 120, régulier, très-petit. La peau très-chaude et un peu sèche, langue plus humide, un peu agitée, ainsi que les lèvres, au moment où le malade les met en mouvement. Rien au cœur, ni aux poumons, ni dans les plèvres. Rien ailleurs. Tous les organes ont été constamment l'objet d'un examen approfondi et répété, à chaque visite, par M. Hérard et par moi-même, et à chaque fois nous n'avons pu constater que les faits suivants : 1° des phénomènes nerveux (loquacité, délire tranquille, mais connaissance des personnes) ; 2° une pâleur de la face et une sorte de rétraction de la physionomie ; 3° enfin de la fièvre avec 120 pulsations.

Le lendemain, 25 octobre, les traits s'altèrent de plus en plus, la respiration devient un peu courte, le malade perd connaissance une demi-heure, reste dans le coma et meurt à onze heures du matin, après une agonie des plus courtes.

Je n'ai pu obtenir l'autorisation d'une autopsie. En résumé : rhumatisme articulaire aigu, très-mobile, de dix jours de durée seulement. Puis un jour de guérison apparente, et, la nuit suivante, délire, paroxysmes fébriles, et mort quarante-huit heures après.

Il existe toute une catégorie de faits dans lesquels le délire est survenu, alors que les malades étaient, ou plutôt, paraissaient entrer en pleine convalescence. Nous venons d'en citer deux exemples ; mais à côté de ces cas, il en est d'autres, où le délire apparait dans le cours de la maladie, sans qu'aucune modification du côté des articulations, ou même dans l'ensemble des symptômes propres du rhumatisme, ait précédé le trouble des fonctions cérébrales.

OBSERVATION III (1).

Rhumatisme articulaire aigu ; accidents cérébraux ; guérison.

Gamory (Louis), 30 ans, ouvrier des ports, entré le 5 mars 1858, à l'hôpital Saint-Antoine, couché au n° 20, salle Saint-Augustin.

C'est un homme fort, robuste, vigoureusement musclé, à tempérament sanguin, ayant une haute taille, le teint coloré, la peau brune, les cheveux foncés.

Pas d'affection antérieure et notamment jamais de douleurs articulaires. Pas d'antécédents de rhumatisme dans sa famille. La maladie a débuté il y six jours, sans cause occasionnelle bien appréciable, par un frisson violent, avec claquement des dents, qui l'oblige de se mettre au lit.

La nuit, il fut pris de douleurs générales dans tous les membres, et principalement dans les articulations. Il ne put plus se relever, et dut être amené sur un brancard. L'état général a été satisfaisant ; il a toujours eu de l'appétit.

Nous constatons un épanchement dans les deux genoux qui sont très-douloureux, sans rougeur de la peau. Il y en a aussi dans les articulations tibio-tarsiennes ; les coudes et les épaules sont envahis, les poignets sont aussi tuméfiés. Les hanches ne sont nullement douloureuses. Peau très-chaude avec sueur abondante et assez fétide. 92 pulsations, de force et plénitude moyennes. Le malade accuse un bon appétit, une soif assez vive. La langue est humide, un peu de céphalalgie. Il n'a ressenti aucune douleur au cœur, ni palpitations : les battements sont réguliers et sans bruit anormal.

Bourrache sucrée 2 pots, — 1 gramme 50 de sulfate de quinine en potion, ouate laudanisée, 4 bouillons.

Le 7. Même état, on donne 2 grammes de sulfate de quinine.

Le 8. Il tousse beaucoup, douleur dans le cou, sueur abondante, face injectée. Il a eu un peu de délire cette nuit et parlé à haute voix. Il fait quelquefois des excès alcooliques, mais ne boit jamais de liqueur.

Le 9. Il délire toujours et est très-agité. Air égaré, face très-injectée, pupilles dilatées et égales. On a été obligé de lui mettre la camisole de force.

(1) Moutard-Martin. Union médicale, 1858.

Peau chaude, 84 pulsations, pouls petit, mou; moiteur. Il accuse peu de douleur dans les genoux, anx coudes et aux poignets.

On supprime le sulfate de quinine et l'on applique un vésicatoire sur chaque genou; 12 sangsues placées successivement deux par deux, derrière les oreilles.

Soir. Le délire persiste, il crie beaucoup; agitation. On lui a mis la camisole de force, sueur abondante; 100 pulsations.

Le 10. Il est couvert de grosses gouttes de sueur, il va mieux, la nuit a été bonne, il a dormi, céphalalgie; peau chaude, 80 pulsations, soif, langue humide, un peu blanche, douleurs dans les bras et dans les jambes, mais moins vives.

0,60 de calomel en trois doses.

Le 11. Etat satisfaisant. Hier, dans la journée, le malade a éprouvé de fortes douleurs dans les jointures. Ce soir il avait une forte céphalalgie : il a néanmoins assez bien dormi. Les jointures sont plus douloureuses, il ne peut remuer les bras. Le calomel a procuré plusieurs selles. Rien au cœur.

Encore 0,30 de calomel en deux doses.

Soir. Genoux et articulations des pieds très-douloureuses; bras et coudes un peu raides, beaucoup de sueur, peau chaude; pouls à 90 de force moyenne, régulier, douleur vive sous la plante des pieds, au talon. Soif vive, langue un peu limoneuse. Pas de céphalalgie.

Le 12. La nuit a été très-bonne. Douleurs très-vives dans les membres. Chaleur et 80 puls. — Eau vineuse 1 pot, 4 bouillons.

Le 14. Même état, 84 puls. Potion avec 0,75 de sulfate de quinine.

Soir. Céphalalgie très-vive depuis midi. Douleurs vives aussi dans les genoux et les pieds.

Le 15. Les bras vont bien. Il a remué toutes les articulations, a bien dormi sans agitation.

Face moins injectée, bien que les joues soient encore très-rouges. Pas de fièvre ce matin. — Même traitement.

Le 16. Douleurs vives dans les poignets, les jambes et les pieds. Fièvre, chaleur, sueur et 85 puls. Pas de céphalalgie. Le malade garde depuis le commencement de la maladie le décubitus dorsal, et n'ose faire presque aucun mouvement.

Le 17. Peu de fièvre, chaleur modérée, 80 puls. On constate une éruption miliaire à base rouge sur le devant de la poitrine et du cou, et aussi sur les parties latérales de ces régions, elle descend en devenant plus disséminée jusqu'à l'ombilic.

Eau de seltz, 1 gramme de sulfate de quinine, toujours ouate laudanisée, 1 portion.

Le 18. Douleurs vives dans les bras, les jambes vont beaucoup mieux. Légère chaleur, 80 puls.

L'appétit est excellent; le malade demande toujours des aliments. Céphalalgie par moments.

Le 19. Peau chaude, sueur abondante, 68 puls. Potion avec 0,30 d'extr. d'aconit.

Le 22. Même état fébrile, subaigu. Les poignets vont bien, le malade remue les bras et ne souffre pas de l'épaule. Peau chaude et moite, 75 à 76 pulsations. — 2 portions.

Soir. Il va très-bien, il a pu se lever un peu aujourd'hui.

Le 23. Il va très-bien : peau chaude, mais il n'y a que 65 à 70 pulsations.

Le 24. Il a beaucoup souffert cette nuit des lombes et de la partie moyenne des bras, et a été privé de sommeil. Peau un peu chaude et toujours moite. Pouls calme, fort et plein.

Le 25. Les douleurs ont disparu. Il a pu se lever et sortir un peu.

Le 26. Il va bien. — Bain de vapeur.

Le 29. Le matin, les douleurs reparaissent dans les bras. — Bain de vapeur, 1 portion seulement.

Le 30. Un peu de fièvre, peau chaude et moite, 88 puls. et douleurs vives dans les bras. — 0,50 poudre de Dower. 1 pil., extr. thébaïque à 0,02. Bouillons et potages.

Le 31. Il va mieux : léger état fébrile encore. Les bras vont bien mais la douleur a envahi la partie cervicale du rachis.

1er avril. Douleurs peu prononcées : léger état fébrile.

Le 2. Chaleur et moiteur. Les poignets remuent parfaitement sans douleurs. On supprime la poudre de Dower.

Le 3. Encore quelques douleurs dans les lombes ; pas de fièvre. Il a beaucoup moins sué que d'habitude. Appétit vif, 3 portions.

Le 5. Le malade demande la sortie.

Dans une 3e catégorie de faits, le délire répond à une recrudescence de la maladie ou à l'apparition de manifestations rhumatismales nouvelles. L'affection semblait en voie de guérison ; mais, à la suite, soit d'une imprudence, soit d'une circonstance quelconque ayant produit le refroidissement, on voit les douleurs réparaître aussi vives que les jours précédents : la fièvre se rallume, et généralement, au bout d'un nombre d'heures variable, apparaît le délire.

Je citerai comme exemple l'observation suivante.

OBSERVATION IV (1).

Un garçon marchand de vins, âgé de 21 ans, d'une constitution lymphatique, au cou stigmatisé de cicatrices strumeuses, habitant Paris depuis dix-neuf mois, s'y portait assez bien, et n'avait jamais éprouvé d'affection rhumatismale, quand, sans autre cause qu'un refroidissement occasionné par les inconvénients de sa profession, il éprouva le 25 juin, des douleurs articu-

(1) Martin-Solon. Bulletin de thérapeutique, 1843, p. 54.

laires qui l'obligèrent à garder le lit. Entré le 29, sans avoir fait de traitement, nous le trouvons dans l'état suivant : régions malléolaires rouges, tuméfiées et douloureuses ; cous-de-pied immobiles, genoux sans rougeur, mais douloureux et augmentés de volume par un épanchement abondant, et qui soulève les rotules ; gaînes tendineuses des muscles fléchisseurs de la jambe douloureuses à la pression. Facies non injecté : épistaxis de quelques gouttes. 120 puls. sans dureté bien notable. Sensation douloureuse derrière le sternum. Battements du cœur forts, accompagnés de résonnance tympanique : les deux bruits sont sourds et ne présentent point de différence dans leur timbre. Appareil digestif dans un état satisfaisant, 30 grammes de nitrate de potasse pour 3 pots d'infusion pectorale.

30 juin. Le nitrate de potasse, mal dissous, est resté en partie au fond du vase et n'a pas été entièrement pris. 104 puls. état stationnaire des douleurs. Les bruits du cœur sont plus sourds ; ils semblent se faire dans un tissu de coton. Point de voussure, point de matité anormale de la région précordiale.

Le nitrate de potasse est toléré ; les douleurs articulaires s'améliorent de jour en jour : une tuméfaction rhumatismale, survenue au poignet gauche, se dissipe presque aussitôt après son apparition. Le pouls ne donne plus que 96 battements ; le cœur revient à l'état normal ; l'urine se charge de nitrate de potasse. Des potages et un échaudé sont accordés aux instances du malade le 7 juillet.

8 juillet. Il a été exposé à un courant d'air ; et se trouve moins bien. 108 puls. Nitrate de potasse, cataplasme sur la région précordiale. Lait et bouillon.

Le 9. Délire pendant la nuit, face cyanosée, anxieuse, réponses vagues et incohérentes. Le malade est maintenu par la camisole. 112 puls. ; veines des membres très-dilatées. Percussion précordiale indolente, normale à gauche, étendue de quelques centimètres de plus à droite.

Battements du cœur énergiques comme les jours précédents ; bruits devenus sourds. Articulations dans un état satisfaisant. Suppression du nitrate de potasse, saignée du bras ; ventouses sur la région précordiale ; tisane pectorale édulcorée. Diète.

On néglige de pratiquer la saignée : les ventouses ont heureusement donné 120 grammes de sérosité et de caillot. La cyanose a diminué et le délire est moindre.

Les jours suivants, on pratique deux saignées du bras, on applique des ventouses et des sangsues derrière les oreilles. On prescrit de l'huile de ricin, des cataplasmes sinapisés sur les cous-de-pied et les genoux qui sont dans l'état normal. Ces moyens dissipent peu à peu les accidents cérébraux, font cesser l'état tomenteux des bruits du cœur, diminuent la force de son impulsion, ramènent à 90 les battements du pouls, et mettent le malade en convalescence le 20 juillet.

Dans une dernière série d'observations, le délire est survenu alors que les malades présentaient déjà un état général fort grave par lui-même. C'est là un fait, sur lequel je tiens à insister d'autant plus, que la plupart de ceux qui ont étudié les accidents cérébraux du rhumatisme ont paru y prêter peu d'attention. L'accélération du pouls, l'élévation de la température lors de l'apparition du délire, est notée, mais, on a rarement jeté un coup d'œil sur l'ensemble de la maladie. L'observation suivante est fort intéressante à ce point de vue. Elle nous montre une malade atteinte de rhumatisme articulaire aigu ; malgré le traitement par les alcalins, la maladie s'aggrave, la digitale à haute dose ralentit le pouls et abaisse la température, mais ne produit aucun soulagement réel ; la malade est affaissée, la température s'élève de nouveau, et le délire apparait alors.

OBSERVATION V (1).

Rhumatisme polyarticulaire aigu ; accidents cérébraux ; mort.

A C., âgée de 25 ans, servante, entre à l'hôpital le 6 mars 1870.

Cette femme a été bien portante jusqu'au 5 mars dernier. La maladie a commencé par de l'inappétence, de l'insomnie, quelques frissons passagers, des douleurs dans la hanche droite, de la toux avec expectoration muqueuse. Le lendemain 6 mars, gonflement douloureux de l'articulation tibio-tarsienne droite, qui la détermine à entrer dans un service de chirurgie, où elle reste jusqu'au 10 mars.

Le jour de son évacuation dans le service de M. le professeur Hirtz, les articulations malades sont la tibio-tarsienne gauche, le genou droit, le poignet gauche, et les métacarpo-phalangiennes de la main droite. Toutes ces articulations sont douloureuses, rouges et tuméfiées.

Pour l'état général, on note une fièvre assez vive; la température est à 38°,7, pouls à 90, soif vive, inappétence, peau moite. Rien du côté de la circulation et de la respiration. Le système nerveux est affecté; quand on interroge la malade, elle répond lentement et avec indifférence. Il y a un peu d'obnubilation cérébrale.

Du 11 au 14 mars, traitement par le carbonate de lithine. Les lésions locales font des progrès; les articulations tibio-tarsiennes, scapulo-humérale droites, phalangiennes gauche, et le genou du même côté sont successivement envahis. La fièvre augmente d'intensité, et la température monte à 39°,9. On prescrit le 14 une infusion de digitale. Jusqu'à ce moment, pas de complication, ni du côté du cœur, ni du cerveau, ni des organes respira-

(1) Hirtz. Gazette des hôpitaux, 1870.

toires. 2 gr., 50 centig. amènent une défervescence en trente-trois heures.

Au douzième jour de la maladie, la température est à 37°,5 et le pouls à 56. Sueurs profuses; malgré cette défervescence, la malade est affaissée plus qu'à l'ordinaire : pas de délire ni de dilatation pupillaire : quelques hallucinations. Du côté du cœur, pas de signes marqués autres que l'éloignement des bruits. Pas d'épanchement pleurétique. Bientôt la température remonte jusqu'à 40 degrés, l'affaissement augmente, les urines deviennent involontaires, le délire commence; la malade veut sortir de son lit, quelques contractures dans les membres supérieurs. Face froide; corps brûlant.

Le 18 mars, surviennent des contractures, des soubresauts de tendons, de la raideur douloureuse de la nuque, un délire plus accentué, suivi de prostration. Agitation permanente du bras droit, contracture de la mâchoire. La température monte jusqu'à 40°,6.

La malade succombe dans un coma profond le 19 au soir.

Autopsie vingt-quatre heures après la mort. Du côté des articulations malades, nous notons dans les cavités séreuses un épanchement clair, citrin, plus ou moins abondant, et quelques flocons fibrineux. Au microscope, le liquide renferme une certaine quantité de leucocytes, quelques cristaux d'acide urique, mais les cartilages sont tout à fait intacts. Les synoviales montrent un peu d'hyperémie, de la boursouflure œdémateuse. et au microscope, de l'infiltration nucléaire.

L'ouverture de la cavité thoracique ne donne, pour les poumons et les plèvres, que des signes négatifs; les bronches renferment quelques mucosités.

Dans le péricarde, épanchement de sérosité assez considérable pour distendre le sac séreux. Flocons fibrineux déposés sous forme de membranes réticulées sur les deux faces de la séreuse; ces fausses membranes se détachent avec la plus grande facilité. Les feuillets péricardiques sont épaissis, infiltrés de noyaux; sur le feuillet viscéral, nous notons de distance en distance de petites macules hémorrhagiques. Le cœur ne présente rien de particulier aux orifices. Pas de signes d'endocardite simple ou ulcéreuse. Le tissu musculaire de l'organe est décoloré, très-friable dans presque toute son étendue.

Au microscope, on remarque, tant dans les parois du cœur gauche et du cœur droit, que dans la cloison interventriculaire, des altérations très-évidentes, consistant d'une part dans la présence du tissu graisseux entre les fibres musculaires, d'autre part, dans la disposition des stries transversales et longitudinales, qui sont remplacées par des granulations réfractant fortement la lumière, et de petites gouttelettes graisseuses.

Les artères coronaires ne renferment pas de caillots.

Les organes de la cavité abdominale sont tout à fait normaux. Pas trace d'infarctus, ni d'abcès métastatiques.

Le cerveau est sain, légèrement hyperémié; rien du côté des méninges : pas d'exsudat séreux ni sanguinolent.

Rien de particulier dans le système circulatoire; surtout ni thromboses, ni embolies.

L'exemple suivant est peut-être encore plus frappant, car nous ne voyons aucune défervescence ; la maladie depuis le début n'a cessé de s'aggraver. A l'entrée à l'hôpital on constatait un rhumatisme articulaire des plus intenses. De nouvelles articulations se prennent, le cœur ne tarde pas à être atteint, la fièvre est des plus vives, la dyspnée devient extrême. Dans ce cas, l'indolence des articulations quand apparaît le délire est loin d'être un fait saillant. Si l'on jette les yeux sur la courbe de la température et du pouls, on voit que la marche de la maladie n'a été nullement modifiée par l'apparition d'un symptôme nouveau, et l'on est bien dans ce cas, en droit de se demander où en est la sensibilité d'un malade qui a 48 inspirations par minute, une température voisine de 41°, et chez qui l'on constate un air égaré et des incohérences, au moment où l'on note cette indolence des articulations. Il n'y a en vérité aucune analogie possible à établir entre de pareils faits et ceux dans lesquels les malades voyant leurs articulations libres, se croyaient complétement guéris.

OBSERVATION VI (1).

Jean-Marie Tourlat, 20 ans, tapissier, né à Carlat (Cantal), entre, hôpital Saint-Antoine, salle Saint-Lazare, n° 3.

Cet homme, extrêmement fort et musclé comme un adulte de 30 ans, arrive le 30 juillet au quatrième jour d'une maladie aiguë.

Il raconte que sans cause connue, depuis ce moment, il a été pris de douleurs très-vives dans la jambe au niveau du cou-de-pied. Il y a trois jours qu'il lui est impossible de marcher. En même temps il a beaucoup de fièvre, de l'insomnie, de la courbature générale.

A son arrivée à l'hôpital, on constate un rhumatisme articulaire aigu des plus intenses. Le pouls, dur et fréquent, bat 130 fois par minute, la température est très-élevée, malgré des sueurs profuses (40°,5). Les jointures prises sont celles du membre inférieur. Les mains et les coudes n'ont rien. Il n'y a point de dyspnée ni de mal de tête; point de troubles cardiaques; les battements du cœur sont forts, mais sans timbre anormal. Insomnie absolue; douleur continue avec exacerbations dans les jointures.

Ouate laudanisée; sulfate de quinine, 0 gr. 50.

31 juillet. Même état. Le malade, malgré les recommandations, reste toujours les bras découverts. Le cœur est intact.

(1) Observation communiquée par mon ami M. Rendu, interne des hôpitaux.

Pouls, 120. Température, 39°,8. Le soir, T. 40°.

1er août. Le matin, les articulations du coude et du poignet droit sont prises. Sueurs profuses. T. 40°,2.

Sulfate de quinine, 1 gr. Chiendent avec bicarbonate de soude, 4 gr.

Le soir, les bruits du cœur sont un peu sourds, pas soufflants. T. 40°,1. P. 110.

Le 2. Même état. Les bruits cardiaques sont très-sourds. Sueurs excessives : le malade reste toujours découvert. P. 108. T. 40°,4. Constipation.

Sulfate de quinine, 1 gr. Un verre d'eau de Sedlitz.

Le soir, léger frôlement au niveau de la région précordiale. P. 108. T. 40°,3.

Le 3. Pas de nouvelles jointures prises. On entend un frottement très-net au niveau de la région précordiale, superficiel et doux. Pas d'exagération sensible de la matité. P. 108, T. 40°,6.

Sulfate de quinine, 1 gr., 6 ventouses scarifiées sur la région précordiale. Vésicatoire le soir.

Le soir, altération des traits, dyspnée. 48 resp. P. 110. T. 40°,8.

Le souffle péricardique est devenu beaucoup plus rude ; il se complique probablement d'un souffle endocardique, car on en entend le prolongement au niveau des carotides. Le maximum du bruit de frottement n'est plus à la pointe, comme le matin, mais à la base, ou plutôt à la partie moyenne, ce qui semble indiquer un épanchement dans les parties déclives. La matité précordiale est un peu plus considérable.

Ce qui frappe le plus, c'est que toutes les jointures, le matin excessivement douloureuses, sont devenues absolument indolentes.

Le malade souffre peu de la tête, mais il a un air égaré, et des incohérences qui font craindre l'invasion de complications cérébrales.

Le soir, une épistaxis peu abondante se déclare. Pendant la nuit, délire d'action. Le malade se lève ; il veut couper l'alèse avec laquelle on l'a attaché; rêvasseries, insomnie.

Le 4. On trouve le malade, le matin, dans un état très-grave; les traits sont altérés, la figure pâle, la langue sèche, les pupilles contractées. Dyspnée extrême : 60 insp. Pouls à 110 comme la veille. Mais la température a rapidement monté jusqu'à 41°,4. Toutes les jointures sont indolentes ; le malade ne se plaint pas de la tête. Il est seulement très-abattu et paraît insensible à tout ce qui l'entoure.

Sinapismes d'heure en heure sur toutes les jointures. Potion de Todd. Julep avec 4 gr. d'acétate d'ammoniaque. Musc, 1 gr.

Le soir, le malade est agonisant ; deux ou trois respirations suspirieuses de temps en temps, puis une longue pause, où on le croirait mort, si on ne voyait battre convulsivement les carotides.

Pouls à 140, très-faible. Pupilles excessivement contractées. Chaleur âcre et mordicante à la main, élevant le thermomètre jusqu'à la température énorme de 43°. On n'entend aucun bruit de souffle au cœur.

Mort dans la nuit. Pas d'autopsie.

Ces observations nous permettent d'établir que le délire survient dans des conditions différentes :

1° Les malades sont, ou paraissent en voie d'amélioration

2° Ils sont dans la période d'état du rhumatisme ;

3° Le délire est lié à une recrudescence des manifestations rhumatismales ;

4° Il est lié à un état général grave existant depuis un temps variable.

C'est là un point sur lequel peu de médecins ont insisté : je devais par conséquent m'y arrêter. La plupart des auteurs se sont bornés à l'étude des prodromes pouvant annoncer la complication cérébrale.

Nous allons les passer rapidement en revue, en cherchant à reconnaître la valeur que l'on peut assigner à chacun d'eux. MM. Bourdon et Vigla ont montré que fréquemment les accidents cérébraux étaient précédés d'inquiétude et de pressentiments funestes de la part des malades. C'est là un fait, qui, pour n'être pas constant, n'en est pas moins intéressant à constater, car nous savons que les préoccupations excessives, les chagrins prolongés sont des conditions morales prédisposant au délire (1) et nous aurons à revenir sur se sujet à l'article *Pathogénie*

Nous trouvons également comme prodromes l'agitation, l'insomnie, la jactitation.

Je ne puis mettre sur le même plan ces trois phénomènes, car si nous rangeons dans le même ordre l'agitation et la jactitation, l'insomnie joue assurément dans bien des cas un rôle dans la production du délire. La perte de sommeil déprime les malades, et n'est certainement pas étrangère, dans bien des circonstances, à la production des phénomènes nerveux.

L'agitation et la jactitation au contraire, annoncent déjà un trouble marqué des fonctions cérébrales. Leur valeur prodromique est par conséquent de grande importance ; ces phénomènes peuvent précéder de plusieurs heures, quelquefois même de plusieurs jours, l'apparition du délire ; j'en dirai

(1) A. Foville. Délire. Dict. des sciences médicales.

autant de l'assoupissement, du subdélirium, et des hallucinations qui sont notées comme prodromes dans un certain nombre d'observations.

J'arrive à une autre série de phénomènes présentant un certain intérêt : la céphalalgie, les vomissements, la constipation. Ces signes unis à l'accélération du pouls, à l'élévation de la température, suivis de troubles cérébraux et de modifications du côté de la pupille, constituent l'ensemble symptomatique de la méningite aiguë.

La grande loi de la coïncidence des manifestations cardiaques dans le rhumatisme, loi que nous devons à M. Bouillaud, la connaissance des manifestations rhumatismales sur les séreuses, avait fait admettre que les accidents cérébraux, dans cette affection, étaient dus à une méningite de même nature que la pleurésie et la péricardite si souvent observées dans ce cas ; malheureusement, l'ensemble des symptômes de la méningite survient si rarement dans le rhumatisme, que le professeur Trousseau était arrivé à en nier complétement l'existence.

Cette assertion est trop absolue. Le cas suivant, que nous trouvons dans la thèse de M. Dumolard, nous montre une méningite aiguë survenant dans la convalescence d'un rhumatisme, et se présentant avec son ensemble symptomatique complet ; l'autopsie est venue montrer l'exactitude du diagnostic.

OBSERVATION VII (1).

Rhumatisme subaigu ; méningite ; mort ; autopsie.

Anne L..., âgée de 34 ans, née à Morlet (Loire), habitant Lyon, où elle est apprêteuse d'étoffes, entre à l'Hôtel-Dieu le 11 juillet 1863. Elle est habituellement bien réglée.

Il y a environ deux mois que cette femme a commencé à ressentir dans l'articulation radio-carpienne gauche des douleurs accompagnées de gonflement périarticulaire. Depuis quinze jours, le gonflement et la douleur ont disparu ; aujourd'hui, il ne reste qu'un peu de raideur de cette articulation ;

(1) Th. Dumolard, 1865, obs. III.

mais, pendant que, le rhumatisme du poignet se dissipe, une nouvelle douleur se déclare à la fesse droite : cette douleur occupe maintenant une surface assez large en arrière du grand trochanter ; de là, elle s'irradie le long de la cuisse. La percussion sur le genou ne fait pas souffrir la malade.

L'état général est excellent, pas de fièvre. — On prescrit la tisane de saponaire et de réglisse, et une potion avec calomel 0 gr. 0101 et extrait d'aconit 0 gr. 05.

Les jours suivants, le même traitement est continué, et, de plus, on or donne un bain de vapeurs tous les deux jours.

Le 21. La malade commence à aller mieux. — Potion avec poudre de Dower, 0 gr. 50.

Le 24. Apparition normale des règles.

Le 25. Nous trouvons, pour la première fois, que notre malade a de la fièvre ; elle a, de plus, de petits mouvements spasmodiques du muscle orbiculaire des lèvres. On administre en lavement du sulfate de soude, et on supprime la poudre de Dower.

Le 26. Mêmes symptômes ; insomnie.

Le 28. Les règles cessent ; elles ont eu leur durée habituelle. Nous apprenons que cette malade a vomi de la bile. — Tisane de tilleul et fleurs d'oranger. Potion avec sulfate de quinine, 0 gr. 30. Extrait thébaïque, 0 gr. 05. Lavements émollients.

Le 29. L'état de cette malade n'a pas changé ; encore un vomissement bilieux. La dose de sulfate de quinine est portée à 0 gr. 50. On place autour des pieds du coton et une poudre formée de chaux et d'hydrochlorate d'ammoniaque en parties égales.

Le 30. La céphalalgie est très-intense ; elle est surtout frontale ; elle s'irradie, de là, dans les orbites et vers les dents. On remarque que la malade a de la tendance au sommeil. Depuis deux jours, de légères convulsions agitent les membres supérieurs. Encore un vomissement bilieux. Le ventre est plat, mais non rétracté. Constipation.

Le 31. Même état que la veille. — 2 verres d'eau de Sedlitz. Sulfate de quinine, 1 gr.

1er août. La fièvre est moins forte, les convulsions s'étendent aux membres inférieurs. La malade pousse de temps en temps quelques cris plaintifs. Les pupilles ne présentent rien de particulier.

Le 2. La malade a déliré pendant la nuit, et, dans son agitation, elle est tombée de son lit. — Prescription, *ut suprà.*

Le 3. Rien de particulier à noter ; on supprime le sulfate de quinine. — Potion avec extrait thébaïque, 0 gr. 05. Lavement purgatif. Deux vésicatoires aux jambes.

Le 4. Coma commençant, cris plaintifs, strabisme, soubresauts de tendons, pouls à 85, petit, un peu dépressible.

Le 5. Idem.

Le 6. Le pouls est à 110. La malade répond encore assez nettement aux questions qu'on lui adresse. — Lavement avec teinture de colchique, 12 gouttes, et asa fœtida, 4 gr.

Vers le soir, le pouls s'élève à 120. Il est très-faible. Les extrémités se refroidissent. Mort dans la soirée.

Autopsie vingt-quatre heures après la mort.

On examine d'abord les organes abdominaux. Le foie est un peu anémique; la rate est petite; les reins et le pancréas ne présentent rien à noter.

Le tube intestinal est un peu injecté par plaques.

A l'ouverture de la poitrine, on trouve quelques adhérences pleurales.

La base des deux poumons présente, en arrière, un peu de congestion probablement cadavérique.

Rien dans le péricarde. Une plaque laiteuse sur la face antérieure du ventricule gauche. Le cœur, d'un volume moyen, ne contient pas de caillots, mais seulement un peu de sang liquide. Les orifices et les valvules du cœur ne présentent pas de traces d'inflammation.

A l'ouverture de l'articulation radio-carpienne gauche, nous trouvons, sous la synoviale, deux lobules cellulo-graisseux très-rouges et manifestement enflammés.

A l'ouverture du crâne, la surface externe de la dure-mère nous paraît très-rouge; elle présente de nombreuses arborisations vasculaires; pas de fausses membranes à sa surface interne.

L'arachnoïde (feuillet viscéral) présente de nombreuses traces d'inflammation; elle est épaissie, blanche et recouverte d'une épaisse couche plastique. Les altérations se rencontrent surtout dans l'espace sous-arachnoïdien antérieur; de là, l'épanchement plastique se prolonge en avant vers la scissure interhémisphérique en englobant complétement les nerfs optiques.

En dehors, l'épaississement plastique s'étend le long de la scissure de Sylvius. En arrière, il suit la grande fente de Bichat et la face convexe de l'encéphale; on trouve encore des traces nombreuses d'inflammation, principalement sur les côtés du sinus longitudinal supérieur et dans l'intervalle des grandes circonvolutions. Pas de sérosité dans l'arachnoïde. La pie-mère est fortement congestionnée; de grosses veines gorgées de sang rampent à la surface du cerveau, pour atteindre le sinus longitudinal supérieur. Les espaces sous-arachnoïdiens et les ventricules sont remplis de sérosité un peu louche. La substance cérébrale est congestionnée, mais non ramollie.

La première observation du Mémoire de M. Gintrac est encore plus concluante.

OBSERVATION VIII.

Un marin, âgé de 22 ans, atteint de rhumatisme aigu combattu par deux saignées. Le 11 janvier, douleurs vagues à la tête, surtout aux tempes et au front, et à l'épigastre; dyspnée, toux, mouvement involontaire des paupières; d'ailleurs, pas d'apparence d'état pléthorique; maigreur, pâleur cuivreuse à la face (par suite d'une ancienne variole confluente). Nausées, disposition à la diarrhée. Augmentation de la céphalalgie, sensibilité des yeux, fièvre,

(Émissions sanguines, sang non couenneux.) Redoublement des douleurs, état furieux; pendant quelques instants, perte de la parole; déglutition parfois impossible, paralysie du côté gauche, assoupissement de temps à autre, mouvements convulsifs, pupilles non dilatées; injection, rougeur, fixité des yeux; prostration générale des forces, mort le 22 janvier.

Vaisseaux du cerveau extraordinairement distendus par le sang; cerveau et cervelet offrant comme une très-fine et forte injection. Surface interne de la dure-mère recouverte par un fluide analogue à la lymphe coagulable qui est produite par l'inflammation. Vaisseaux des plexus choroïdes très-distendus; confluent des sinus (torcular herophili) plein de sang. Point de sérosité dans les ventricules.

L'existence de symptômes aussi nets n'apparaît dans le rhumatisme qu'à titre exceptionnel; mais aussi, commo nous le montrerons plus tard, les accidents cérébraux du rhumatisme ne sont pas dus, dans la majorité des cas, à une véritable méningite. J'ai déjà insisté sur ce fait, que le délire des rhumatisants survient dans des circonstances diverses. Nous ne pouvons donc pas nous étonner de ne pas lui voir toujours les mêmes prodromes : l'idée préconçue de vouloir rattacher tous les accidents cérébraux du rhumatisme à une méningite rhumatismale, ne peut amener que la confusion dans leur étude.

Déjà M. Gintrac dans un savant mémoire (1) a montré que la méningite rhumatismale ne devait pas être confondue avec ce qu'on appelle le rhumatisme cérébral, et j'aurai à revenir sur ce point.

MM. Bourdon (2) et Vigla (3) ont noté que la céphalalgie était un prodrome rare. Il faut ici faire une distinction. J'ai sous les yeux un tableau de 20 cas de méningite rhumatismale constatée par l'autopsie du malade. La céphalalgie est notée dans une partie de ces observations. Dans les autres cas de délire, la céphalalgie est rare.

Les mêmes remarques doivent être faites pour les vomissements et la constipation : ce sont des prodromes rares.

(1) Gintrac. De la méningite rhumatismale. Bordeaux, 1865.
(2) Bourdon. Actes de la Société médicale des hôpitaux, 1852.
(3) Vigla. Gazette des hôpitaux, 1867.

Les mouvements choréiques précèdent assez rarement le délire; il existe néanmoins quelques cas où il sont notés. Je cite plus loin une observation où l'on voit la coïncidence de la chorée. Il y a quelque chose qui peut nous surprendre. On connaît, depuis les travaux de M. Germain Sée, les relations qui unissent la chorée au rhumatisme; mais on doit remarquer que le délire, dans le rhumatisme, est rare chez les enfants, et que la chorée ne s'observe guère qu'à un âge peu avancé.

A côté des cas, où des prodromes sont notés, il en est d'autres où le délire survient, ou du moins, paraît survenir d'emblée.

L'observation suivante que je dois à M. le Dr Ollivier, nous montre, chez un rhumatisant, le début d'un délire que rien ne faisait présager.

OBSERVATION IX.

X..., entré le 30 janvier 1870, hospice des Incurables, salle Sainte-Anne, n° 49.

Depuis l'âge de 18 ans, cet homme a souffert tous les ans de douleurs rhumatismales dans les articulations, soit des membres supérieurs, soit des membres inférieurs.

A son entrée à l'hôpital, on note un gonflement douloureux de l'épaule droite et des deux genoux. On constate au cœur les signes d'une péricardite, et la mort, survenue le 4 février, a été aussi inattendue que précipitée. Nous noterons cependant que le malade, depuis le 2 février, souffrait davantage de ses genoux; la fièvre était plus intense que les jours précédents.

La journée du 3 février n'a rien présenté de particulier à noter, si ce n'est l'augmentation des douleurs articulaires et de la fièvre. La nuit du 3 au 4 a été passable.

8 heures du matin. Le 4 février au matin, le malade s'est senti oppressé. Cependant il a pris un bouillon, mais, à peine avait-il fini de le boire, qu'est survenu un délire tellement intense, qu'on a été dans l'obligation de l'attacher, la raison avait totalement disparu.

Toute la matinée, le malade avait bu beaucoup, et ne cessait de demander à boire, même pendant son délire.

9 heures et demie. Le malade est tombé dans un coma profond; la face est pâle, les extrémités sont chaudes, mais légèrement violacées; les paupières sont fermées et les pupilles fixes et resserrées (pas de strabisme). Le décubitus est dorsal, la résolution des membres, de même que leur insensibilité, est complète; il n'y a pas de paralysie localisée, ni de mouvements convulsifs.

Le malade rend du sang par le nez. La respiration est stertoreuse, rapide

(36 par minute); de l'écume sort de la bouche, qui n'est pas déviée, non plus que les traits du visage. Enfin, du côté de la circulation, on remarque que le cœur présente des bruits sourds, éloignés et fréquents (160 battements à la minute). Le pouls n'est perçu que dans les grosses artères, telles que les humérales, les crurales, etc.

Sur-le-champ, on pratique une saignée du bras droit, mais on obtient trop peu de sang, aussi pratique-t-on une autre saignée au bras gauche: on obtient à peine 100 grammes d'un sang qui se prend immédiatement en caillot.

En même temps, les jambes et les cuisses étaient recouvertes de sinapismes, on mettait quatre sangsues derrière les oreilles, on appliquait un vésicatoire à l'ammoniaque sur la région précordiale, et, par des frictions, on cherchait à réveiller les mouvements du cœur qui s'affaiblissaient progressivement.

10 heures. Les battements du cœur reparaissent, mais ne persistent pas; la respiration est plus lente, la pâleur de la face devient extrême, et le malade meurt à 10 heures 20 minutes.

Les urines donnent un léger nuage à la chaleur; rien à l'acide azotique.

Autopsie, 24 heures après la mort.

Rigidité cadavérique très-prononcée.

Le péricarde présente sur ses faces antérieure et latérales des ecchymoses très-évidentes. Il contient un liquide citrin (environ un verre), et des fausses membranes molles et se détachant facilement.

Poumons légèrement congestionnés.

Le foie est normal, néanmoins il présente des plaques d'anémie jaunâtres d'inégales dimensions, et dont la plus grande a 3 centimètres de long sur 1 de large, sur le lobe gauche.

La rate a son volume normal, sa consistance et sa couleur habituelles.

Le rein est peut-être un peu congestionné.

L'examen de l'encéphale indique une suffusion sanguine sous les méninges, sur le lobe droit du cerveau.

La cavité articulaire du genou droit contient du liquide synovial; les franges articulaires sont injectées, et les masses cartilagineuses sont légèrement altérées en quelques points, où elles sont en contact, leur surface est un peu dépolie, jaunâtre et comme rayée.

L'observation suivante est encore un bel exemple des faits de ce genre.

OBSERVATION X (1).

Rhumatisme articulaire aigu généralisé; accidents cérébraux le 9e jour; délire, puis coma; mort en deux heures; injection des méninges et du cerveau.

Le nommé Chassaing (Victor), âgé de 31 ans, garde de magasin, entre le 29 janvier à l'hôpital de la Charité, salle Saint-Ferdinand, nº 23.

(1) Ollivier et Ranvier, obs. XVI.

Ce malade paraît d'une constitution vigoureuse; il est grand, brun, bien musclé. Il affirme avoir toujours joui d'une excellente santé et n'avoir jamais fait d'excès d'aucun genre. Il a toujours vécu dans de bonnes conditions hygiéniques (bonne nourriture et logement convenable). Il ne s'est jamais livré à un travail excessif. Interrogé au point de vue de l'hérédité, il ne se souvient pas qu'aucun membre de sa famille ait jamais présenté une affection semblable à la sienne. C'est le seul de la famille qui soit rhumatisant. Il importe d'insister sur ce point.

Il y a douze ans environ, c'était pendant l'hiver, le malade, sans cause connue, commença à ressentir des douleurs dans les articulations tibio-tarsiennes. Ces douleurs devinrent de plus en plus vives; les articulations se gonflèrent, la marche devint impossible, et force fut au malade de garder le lit. Bientôt se déclarèrent tous les symptômes de la fièvre rhumatismale. Les articulations furent envahies une à une depuis les pieds jusqu'aux extrémités des doigts. Une douleur aiguë enchaînait tous les mouvements. Un traitement antiphlogistique (plusieurs saignées) fut alors institué, et, peu à peu, les articulations recouvrèrent leur liberté, mais ce ne fut toutefois qu'à un intervalle de 4 à 5 semaines que le malade, reprenant ses habitudes, put recommencer à vaquer à ses occupations.

Revenu complétement à la santé, il parcourt alors une période de plus de dix années, sans ressentir la plus légère atteinte rhumatismale. Ce n'est qu'au mois de mai de l'année dernière qu'il entre à la Charité (service de M. le professeur Bouillaud), pour sa seconde attaque de rhumatisme.

La première avait été généralisée; celle-ci fut beaucoup plus légère.

Les articulations tibio-tarsiennes et celle du genou furent seules envahies. Un traitement antiphlogistique énergique fut institué (plusieurs fois des ventouses, deux saignées). Après un mois de séjour à l'hôpital, le malade sort guéri et retourne à son travail.

Neuf mois s'étaient à peine écoulés que, sans cause connue, il est repris de douleurs dans les articulations du pied, et rentre à l'hôpital le 29 janvier.

Etat actuel. C'est depuis deux jours que le malade commence à souffrir autour des malléoles du pied gauche. Aujourd'hui, les articulations des deux pieds sont prises. Le gonflement est léger autour de la malléole; il n'y a pas de rougeur, mais la douleur est très-vive. La fièvre néanmoins est déjà assez intense. Pouls plein, fort, fréquent (100 puls.). La chaleur générale est augmentée. Anorexie. Langue blanchâtre, épaisse; constipation. L'examen des urines n'a pas été faite. L'auscultation ne révèle aucun bruit de souffle cardiaque. Les deux temps, parfaitement normaux, se distinguent nettement. Il n'y a pas non plus de signe d'hypertrophie. Les poumons paraissent également sains.

31 janvier. Toutes les articulations ont été envahies tour à tour, d'abord celles des genoux, puis celles des épaules, celles des poignets, et enfin, jusqu'aux articulations des phalanges. Le visage exprime la souffrance. Tous les mouvements sont enchaînés : veut-il changer de position, il se remue tout d'une pièce. Les articulations sont gonflées, surtout autour des malléoles. La rougeur est modérée; la chaleur est vive. On voit se dessiner au-

dessous des téguments, sous forme de cordons bleuâtres, les veines dilatées. Le moindre mouvement, la moindre pression, réveille de la douleur, et il est impossible de chercher la fluctuation dans l'articulation du genou. En même temps, le malade est baigné de sueur. Déjà on voit apparaître au niveau du poignet, sur les tempes et le tronc, une éruption abondante de sudamina et de miliaire. Fièvre intense; pouls fort, vibrant (108 pulsations). Rien de nouveau à l'auscultation du cœur et du poumon. — Traitement : ouate sur l'articulation; saignée de 300 grammes; sulfate de quinine, 0 gr. 75.

1er février. L'état des articulations et les phénomènes généraux ne présentent pas de modification sensible. Le malade est toujours trempé de sueur, et répand autour de lui cette odeur de macération épidermique due au rhumatisme. — Seconde saignée de 300 grammes.

Le 2. Amélioration sensible. Les articulations des doigts, du poignet et de l'épaule, ont recouvré leur liberté. La fièvre tombe (80 puls.). Rien dans le cœur ni dans le poumon. — Sulfate de quinine 0 gramm e 60. 1 pilule d'opium.

Le 3. L'amélioration continue, le genou et les malléoles sont dégagés, mais les poignets sont repris de nouveau. Etat général le même qu'hier

C'est dans cet état de rémittence, pour ainsi dire apparente, que le lendemain (4 février), après avoir passé une bonne journée, après avoir causé longtemps et raisonnablement avec ses voisins, après avoir simplement accusé un peu de mal de gorge, à cause d'une fenêtre ouverte par mégarde, laquelle donnait sur son lit, enfin, après avoir parlé, comme d'habitude, à l'interne de service, à l'heure de la visite du soir, et demandé un pot de tisane en plus pour éteindre sa soif, c'est dans de telles circonstances, où rien ne trahissait que des apparences bénignes, que, vers dix heures et demie du soir, le malade saute tout à coup hors de son lit et s'agite dans un délire des plus violents. Cette agitation, au rapport des malades voisins, a duré environ une heure et demie.

L'interne de garde, appelé, le vit dans l'état suivant : face pâle; yeux convulsés un peu en haut; un peu de trismus. Résolution complète des membres; insensibilité absolue; perte de connaissance. Tous les sens paraissent abolis. Respiration accélérée; pouls précipité et fort. Quelques râles disséminés dans la poitrine et au cœur, un léger bruit de souffle à la base et au premier temps. — Lavement purgatif. Sinapismes. Mort deux heures après.

Autopsie, faite trente-six heures après le décès. Grâce à la température froide, le cadavre est dans un bon état de conservation. La rigidité cadavérique persiste.

Crane. La calotte osseuse se détache facilement de la dure-mère. Celle-ci ne présente rien de particulier. Les deux feuillets de l'arachnoïde n'offrent ni adhérence, ni épanchement. Vue à travers l'arachnoïde, la pie-mère semble congestionnée, et les veines qui rampent à la surface du cerveau sont distendues et augmentées de volume. La pie-mère se détache assez facilement de la substance cérébrale, excepté dans certains points disséminés çà et là à la convexité et à la base deshémisphères, où l'on arrache un peu de la pulpe du cerveau. En versant un filet d'eau à la surface des circonvolutions, on ne retrouve aucun point de ramollissement. La substance grise conserve une teinte rose-gris qui apparaît également à la coupe. La substance blanche n'a pas perdu sa consistance, mais, en la comprimant, on en fait sourdre quelques gouttes de sang, indice d'une congestion capillaire assez prononcée. Dans les ventricules, on trouve fort peu de sérosité épanchée, et leur surface ne présente aucune injection, ni vascularisation anormale, non plus que les couches optiques et les corps striés. Des coupes sont faites dans tous les sens sans révéler aucune lésion. Les caractères anatomiques trouvés sous les méninges cérébrales se retrouvent pour les méninges qui protégent le cervelet et la moelle allongée. Diverses coupes sont pratiquées, et partout la substance encéphalique paraît complétement saine.

Thorax. Poumons volumineux, congestionnés, partout crépitants. A la coupe, le tissu pulmonaire laisse échapper une grande quantité de sérosité bronchique, spumeuse et rougeâtre. Nulle part de traces d'épanchement. Pas d'adhérences pleurales.

Larynx. Est dans un état d'intégrité parfaite.

Cœur. On ne trouve pas de sérosité dans le péricarde, qui ne présente pas de trace de vascularité augmentée. Le cœur a son volume normal. Le cœur droit est rempli par un sang noirâtre et un peu fluide. Pas de caillots dans l'artère pulmonaire ni dans les bronches. Pas de caillots dans le cœur gauche.

Les orifices cardiaques sont parfaitement libres.

Abdomen. Le péritoine n'offre ni épanchement, ni vascularisation. Foie volumineux, congestion légère. Rate également un peu congestionnée. Les reins participent à l'hyperémie générale. Le tube digestif et la vessie n'ont pas été examinés.

Articulations. L'articulation du genou droit est ouverte. La synovie, en quantité normale, est un peu plus épaisse que de coutume. Les surfaces articulaires ne sont pas rouges, et le liquide synovial ne paraît pas contenir de pus.

L'articulation du poignet gauche, la dernière atteinte de rhumatisme, renferme une synovie d'un jaune légèrement verdâtre.

Arrêtons-nous un instant sur cette observation. Il existe un symptôme insolite, la soif vive chez un malade en voie d'amélioration. Le pouls et la température ne sont malheureusement pas notés : peut-être eussent-ils pu donner quelques indications.

Trousseau posait en principe, que l'on doit toujours se méfier, lorsqu'une maladie ne suit pas sa marche habituelle. Or, nous voyons, en lisant attentivement les observations où le délire survient brusquement, et d'une manière imprévue, que dans une partie de ces cas, on était en présence d'une amélioration trompeuse. Si les douleurs articulaires avaient diminué, la fièvre n'était pas tombée ; le malade était abattu, ou bien était affaibli par des sueurs excessives ; dans quelques cas, il y avait du subdélirium ou de l'agitation les nuits précédentes.

On doit également se méfier de ces cas où l'amélioration apparaît trop brusquement. J'ai cité plus haut un fait où l'amélioration subite a été suivie d'accidents cérébraux promptement mortels. Toutes les fois que le rhumatisme articulaire aigu s'écarte de sa marche habituelle, ces complications sont à craindre.

Les sueurs excessives dont M. Vigla (1) a noté la coïncidence peuvent à ce point de vue être considérées comme ayant une valeur prodromique. Les sueurs et les sudamina sont la règle dans le rhumatisme articulaire ; mais l'exagération de ces symptômes doit faire mettre le médecin sur ses gardes, surtout lorsqu'elles ne coïncident pas avec des manifestations articulaires très-marquées.

Nous admettons par conséquent que les signes qui précèdent le délire dans le rhumatisme sont de deux ordres : les uns sont évidemment sous la dépendance du système nerveux, tels sont par exemple l'agitation, la jactitation, la céphalalgie ; les autres sont tirés de la marche anormale de la maladie. Une observation attentive doit, à mon sens, permettre de restreindre de beaucoup le nombre des cas de délire survenant d'une manière inopinée.

(1) Vigla. Arch. médecine, 1853, vol. 2.

CHAPITRE III.

CARACTÈRES DU DÉLIRE DANS LE RHUMATISME ARTICULAIRE AIGU.

Le délire, dans les différentes affections où on le rencontre, présente des caractères indépendants de la cause qui l'a produit. Je ne m'arrêterai que sur les points spéciaux au rhumatisme.

Dans la grande majorité des cas, le délire des rhumatisants est bruyant et violent. On voit, dans la plupart des observations, que le malade a dû être attaché. C'est là un fait qui a vivement frappé tous les observateurs, et je n'ai pas à y insister.

Avec le délire coïncident l'accélération du pouls, l'élévation de la température, et la disparition des douleurs articulaires. Les deux premiers phénomènes n'offrent rien de particulier, car on les rencontre toutes les fois qu'il y a délire dans une affection aiguë; mais la disparition des douleurs articulaires mérite de nous arrêter. C'est là assurément un fait fort remarquable, de voir les malades pouvoir se servir de leurs membres, alors que le moindre mouvement communiqué causait, peu de temps auparavant, de vives douleurs. J'ai déjà indiqué, dans un précédent chapitre, que cette disparition des souffrances pouvait précéder de plusieurs heures la manifestation des premiers accidents cérébraux. Tantôt on note, en même temps, la cessation du gonflement; tantôt on observe la persistance de la tuméfaction. Cette distinction est d'une importance capitale, car la disparition des douleurs n'indique pas que les lésions articulaires soient modifiées. Nous savons qu'on ne doit pas tenir compte des sensations d'un délirant. Nous voyons les malades pris de délire traumatique, arracher leur appareil et faire mouvoir des membres fracturés, sans paraître ressentir la moindre douleur; nous n'en tirons pour cela aucune indication sur l'état de leur blessure. Il en est assurément de même pour les rhumatisants pris de délire.

La diminution du gonflement a une toute autre valeur, mais il faut qu'elle soit bien constatée. L'existence dans le rhumatisme articulaire aigu de lésions inflammatoires du côté des articulations, contestée par un grand nombre de médecins, est un fait qui semble aujourd'hui parfaitement établi; le retour des mouvements peut ne pas indiquer la résolution.

La persistance des douleurs articulaires est une rare exception. Nous la trouvons néanmoins notée dans quelques observations.

Les points saillants, comme caractères de ce délire, sont donc les suivants :

1° En général, délire violent;

2° Quelquefois, coïncidence avec diminution du gonflement articulaire.

La marche du délire dans le rhumatisme mérite de nous arrêter plus longtemps.

Au premier abord, rien de plus variable que l'évolution de ce symptôme. Quelques exemples feront foi de ce que nous avançons.

L'observation suivante est un type de ce qu'on pourrait appeler la marche foudroyante du délire dans le rhumatisme articulaire. Nous y voyons un homme, qui subitement se jette hors du lit, en proie à un délire furieux : un quart d'heure après il avait succombé.

OBSERVATION XI (1).

Quatrième attaque de rhumatisme articulaire aigu; amélioration subite des symptômes articulaires et bientôt accidents cérébraux; délire d'un quart d'heure seulement; collapsus subit et mort; autopsie.

Le nommé Delcroux (Pierre), âgé de 27 ans, lapidaire, entre le 19 février 1864 à l'Hôtel-Dieu, salle Sainte-Agnes, n° 16, dans le service de M. le profes-

(1) Ollivier et Ranvier, obs. XXIX.

seur Trousseau. (Observation communiquée par M. le Dr Peter, chef de clinique à l'Hôtel-Dieu.)

Il a eu une première attaque de rhumatisme articulaire aigu à l'âge de 12 ans, attaque qui a surtout frappé les membres inférieurs et qui a duré trois mois.

Une deuxième attaque, à 18 ans, qui a frappé toutes les articulations et a duré également trois mois environ.

Une troisième attaque, à 21 ans, qui toucha encore toutes les articulations successivement et dura quatre mois.

A la suite de ces attaques répétées, cet homme n'a jamais éprouvé quoi que ce soit du côté du cœur : jamais il n'a eu de palpitations, d'essoufflement et d'œdème : telle est du moins son affirmation.

19 février. Il y a douze jours, il éprouva de vagues douleurs dans les petites articulations du doigt, sans fièvre ni malaise marqués. Depuis trois jours, la fièvre est survenue, le poignet gauche s'est gonflé, est devenu très-douloureux, et le malade a ressenti du lombago ainsi qu'un grand malaise général.

Le soir de son entrée, il fut visité par le chef de clinique qui trouva le pouls à 118, la peau couverte de sueur, le poignet gauche très-tuméfié, rouge le long des gaînes synoviales des extenseurs du pouce et du grand abducteur. Les petites articulations du carpe étaient douloureuses; il en était de même des deux genoux, surtout du genou gauche pris depuis la veille seulement; le genou droit moins douloureux, affecté depuis deux jours déjà, contenait une légère quantité de liquide.

Du côté du cœur, on constatait un bruit de souffle remarquablement rude au premier temps et à la base, doux au 2e temps, également à la base. Le maximum d'intensité était à la jonction du troisième cartilage costal droit et du sternum. Ces bruits de souffle se propageaient dans les gros vaisseaux.

Le 20. A la visite du matin, l'état du malade était le même. Le pouls à 116, un peu bondissant; pas de douleur au cœur. La fréquence du pouls, la chaleur de la peau, l'intensité de la soif, font pronostiquer une attaque sévère de rhumatisme et la longue durée de cette attaque.

Traitement. Sulfate de quinine 1 gramme; six ventouses scarifiées à la région du cœur.

Le 21. Le poignet s'est dégonflé, mais la rougeur persiste le long des gaînes synoviales du poignet et de la main. 108 pulsations.

Sulfate de quinine 1 gramme 50.

Le 22. L'articulation tibio-tarsienne et le pied droit sont douloureux. La main et le poignet gauches sont libres, la main droite est prise. 110 pulsations.

Sulfate de quinine 1 gramme 50.

Le 23. Pouls vibrant, bruit de souffle intense à la base.

Sulfate de quinine 2 grammes.

Le 24. Le pouls est à 108. Les membres inférieurs sont dégagés. La main droite toujours rouge et gonflée; les coudes libres, les épaules douloureuses. Le malade se sent beaucoup mieux, il espère bientôt manger.

Sulfate de quinine. Bouillon seulement.

A la visite du soir, le chef de clinique ne constate rien d'insolite, sinon la diminution de la douleur dans les articulations malades. Cependant, une heure plus tard, le malade se plaint de ne pas bien voir; bientôt après il vocifère, crie : au voleur! s'élance hors de son lit et tombe. Relevé, replacé dans son lit, il lutte contre deux infirmiers, en déployant une force considérable, puis il s'affaisse et meurt. Toute cette scène dure à peine un quart d'heure.

A l'*autopsie*, on trouva une injection vive de toute la pie-mère, une injection un peu violacée à la base du cerveau. Les méninges n'étaient nulle part épaissies, nulle part adhérentes à la substance corticale. Il n'y avait pas ombre d'exsudation séreuse dans l'espace sous-arachnoïdien. Les plexus choroïdes n'étaient pas notablement plus rouges qu'à l'état normal. Pas d'épanchement ventriculaire.

Le cerveau était remarquablement sain; coupé par tranches assez minces, il n'apparaît nulle part plus vasculaire qu'à l'état normal; il ne présentait pas même de piqueté interstitiel, comme on observe dans certains cas où les méninges sont injectées. Le corps calleux, les couches optiques, les corps striés étaient fermes et nulle part altérés; il en était de même du cervelet et du bulbe dans toutes leurs parties. En un mot, il était difficile de voir un cerveau plus normal d'aspect et de texture.

Les artères basilaire et cérébrales étaient absolument saines; pas d'altération des parois; pas d'embolie.

Le péricarde adhérait au cœur dans toute son étendue, de telle sorte qu'on pouvait énucléer ce dernier, comme on fait du rein, quand on enlève sa capsule fibreuse. Le cœur gauche, très-volumineux, avait ses parois hypertrophiées; on trouvait à la base des trois valvules sigmoïdes de l'aorte des dépôts calcaires, ossiformes, volumineux, inégaux, qui s'étaient opérés dans l'épaisseur de ces valvules; ils faisaient saillie dans chaque nid de pigeon, comblé en partie par eux, et à la surface libre de la valvule qu'ils rendaient raboteuse.

Il résultait de cette altération des valvules que, d'une part, elles ne pouvaient s'appliquer à la paroi artérielle et rétrécissaient l'orifice ventriculo-aortique; et que, d'autre part, elles ne pouvaient se juxtaposer, c'est-à-dire qu'il y avait à la fois rétrécissement et insuffisance ventriculo-aortique.

Les cavités du cœur étaient vides.

Il y avait une congestion comme asphyxique des poumons.

Les reins étaient volumineux et violacés; le foie très-volumineux et rouge. Rien de particulier dans les autres organes.

Il n'y avait pas trace d'épanchement dans les deux genoux; la synoviale n'était nullement injectée, si ce n'est très-légèrement dans le cul-de-sac externe du genou gauche. Pas de rougeur dans la synoviale, ni d'épanchement dans les poignets et les autres articulations.

Cette observation est intéressante à plusieurs points de vue. La soudaineté de l'invasion, la gravité des accidents, la mort, pour ainsi dire subite du malade, doivent nous frapper ; mais je me bornerai à appeler, pour le moment, l'attention sur un phénomène : l'absence complète de défervescence coïncidant avec une amélioration réelle dans la maladie. Le pouls du malade était encore, le matin, à 108, malgré la diminution des douleurs. J'aurai à revenir sur des considérations de ce genre, dans l'étiologie du délire.

Dans l'observation suivante, le délire est venu compliquer, chez un jeune homme, un rhumatisme très-aigu. L'amélioration, dans les manifestations articulaires, coïncide ici avec la cessation des symptômes que nous étudions.

OBSERVATION XII.

Rhumatisme articulaire aigu compliqué de miliaire et d'accidents cérébraux graves ; vingt-deux heures de bain ; guérison.

Un jeune homme, de forte constitution, mais fatigué par beaucoup d'excès, et sous le poids de graves préoccupations, tombe dans une mare d'eau très-froide au commencement de l'été, et reste assez longtemps avec ses vêtements mouillés. Je fus appelé le lendemain pour le soigner ; il avait un rhumatisme articulaire très-violent qui attaquait à la fois toutes les articulations des membres, et qui fut compliqué de sueurs excessives, puis d'une éruption de miliaire confluente. Le délire survint, et bientôt aussi le malade perdit la faculté d'exprimer ses idées. Il ne prononçait plus que des mots incohérents. Son pouls battait 120 fois par minute. J'avais essayé tous les moyens employés en pareil cas, et tout annonçait une fin prochaine, quand je le fis mettre dans un bain à 32° Réaumur d'abord, et que l'on descendit lentement à 28° pour ne pas aggraver le mal par un brusque refroidissement de la peau.

Au bout de deux heures de bain, le pouls avait déjà diminué de 20 pulsations, et, au lieu de mots sans suite, le malade exprimait déjà des idées complètes, quoique toujours marquées au coin du délire. C'était une amélioration sensible ; mais le mal paraissait si grave encore que mon excellent ami, M. le Dr Pilore, de Paris, croyait que la mort du jeune homme étai imminente et qu'il fallait le sortir. Je ne partageai pas cette opinion, parce que j'étais encouragé d'une part par le mieux obtenu, et de l'autre par la confiance que j'avais dans le bain très-prolongé, confiance que je devais en grande partie aux résultats de ma pratique. L'événement vint me donner raison, car après vingt-deux heures de bain tiède, mon jeune malade entrait en pleine convalescence.

(1) Turck. Bulletin thérapeutique médico-chirurgicale, 1855.

Dans le fait suivant, l'état du malade s'aggrave. Au délire succèdent le coma et la mort. Il y a progression croissante dans la gravité des symptômes cérébraux coïncidant avec aggravation de l'état général du malade.

OBSERVATION XIII (1).

J. B..., 29 ans, cocher de fiacre, entre le 22 janvier 1867 à l'hôpital Lariboisière au nº 10 de la salle Saint-Henri, dans le service de M. Duplay. C'est un homme fort, d'un tempérament sanguin, à face colorée. Il a des habitudes alcooliques et dit être sujet à de légers étourdissements. Son état l'expose à de fréquents refroidissements. Il n'a jamais eu de rhumatisme dans sa jeunesse, ni d'autres affections graves, mais ses parents sont sujets à des douleurs. Il y a une dizaine de jours, il a été pris d'accidents fébriles, frissons, sueurs, céphalalgie, malaise général, et depuis ce moment il est malade. Il se plaint surtout de toux, de points de côté et de douleurs dans différentes jointures, principalement aux membres inférieurs ; il a pris pour ces douleurs des bains de vapeur qui n'ont fait que les aggraver.

Etat actuel au 23 janvier : face rouge, congestionnée, conjonctives injectées, langue sèche, blanche au centre, rouge à la pointe. Décubitus dorsal par suite des douleurs articulaires ; les mouvements sont très-douloureux. Poignet droit gonflé, mouvements de la main impossibles, articulations coxo-fémorales des deux côtés, indolores et raides. Les cous-de-pied ont été pris, mais ne sont guère plus douloureux. Les articulations des genoux sont les plus malades, surtout celle du genou droit qui est tuméfiée, empâtée, à peau un peu rouge ; la fluctuation est manifeste dans l'articulation. La rotule est légèrement soulevée : mouvements et palpation très-douloureux.

La peau est chaude et moite, le pouls fréquent, plein, dur. Rien au cœur. Le malade se plaint d'oppression et tousse beaucoup. Sonorité normale des deux côtés ; râles sibilants et muqueux, surtout à gauche.

Urine rare, rouge, fébrile. La tête est lourde ; le malade répond péniblement aux questions, mais il ne délire pas. Il y a un peu de douleur à la pression, le long de la colonne vertébrale.

On diagnostique un rhumatisme articulaire aigu, compliqué de bronchite.

Traitement. Saignée du bras de 3 palettes ; eau de Sedlitz ; cataplasmes laudanisés et frictions avec baume tranquille sur les jointures douloureuses.

24 janvier. Le sang de la saignée s'est recouvert d'une couenne fibrineuse, épaisse, rétractée, signe d'un état inflammatoire des plus aigus. Les jointures sont un peu moins douloureuses, mais l'articulation du genou droit reste très-tendue et très-douloureuse. Même état général, même état de la poitrine. Constipation opiniâtre, l'eau de Sedlitz n'a pu amener de purgation,

(1) Th. Oulié, 1868, obs. III.

le ventre est ballonné, très-sonore, tympanisé. — Nouvelle saignée. Huile de ricin, 30 gr., additionnée d'huile de croton, 1 goutte.

Le 25. Le malade n'a eu qu'une selle, et encore à la suite de lavement purgatifs; la journée d'hier a été mauvaise. Langue très-sèche, non fuligineuse; cependant la malade ne demande pas à boire.

Traitement. Purgatif et lavements laxatifs; vésicatoires sur les genoux.

Le 26. L'état du malade s'est encore aggravé; il a eu dans la nuit de l'agitation et du délire, auxquels a succédé un état de coma, interrompu de temps en temps par des cris et des mouvements convulsifs des membres supérieurs.

On a été obligé d'attacher le malade dans son lit.

Les râles sont augmentés dans la poitrine, ainsi que l'oppression, ce qui paraît dû à l'impossibilité où est le malade de cracher.

Il n'y a pas eu de frisson; le pouls a augmenté de fréquence, mais il est petit et présente quelques inégalités.

Ventre non sensible, mais toujours ballonné; pas de selles en dehors de lavements purgatifs.

On pense à une méningite rhumatismale avec congestion pulmonaire; on porte un pronostic fatal.

La fièvre persiste. Peau chaude, couverte de sueur, surtout à la face et la poitrine. Pouls fort, bondissant, mais moins dur; crachats rares, secs adhérant au vase. A la percussion, diminution de sonorité à gauche. Cependant, l'auscultation ne révèle que des râles sibilants, mêlés de quelques râles muqueux. Il existe une dyspnée qui n'est point en rapport avec les signes téthoscopiques. Rien au cœur. Ventre ballonné, mais non douloureux a la percussion. Pas de taches ni de gargouillements. Les articulations du genou restent seules douloureuses et empâtées; le genou droit a diminué. Quand on fait asseoir le malade, il a de la peine à se soutenir; et ses membres supérieurs, quand ils sont tendus, sont agités de tremblement très prononcé.

Il y a un état de demi-stupeur dont on peut facilement arracher le malade, mais il y retombe aussitôt. Réponses lentes, mais nettes; pas de délire, céphalalgie persistante. — Même traitement. Sinapismes au mollet lavement purgatif.

Le 27. L'état du malade s'est aggravé dans la journée d'hier. Les phénomènes généraux ont pris la plus grande gravité: les mouvements convulsifs ont fait place à un coma profond, avec sterteur; plaintes vagues et soubresauts des tendons.

Sueurs visqueuses sur tout le corps: le malade en est littéralement baigné. Pouls petit, respiration fréquente, incomplète, avec râles trachéaux. Face cyanosée, symptômes d'asphyxie, raideur du tronc. Le malade est incapable de faire tout seul un mouvement.

Les mouvements communiqués, la palpation des jointures ne paraissent plus douloureux, mais il est probable que la sensibilité est trop émoussée Le malade meurt dans le coma, et avec des symptômes d'asphyxie dans la journée.

Autopsie, le 29, trente-six heures après la mort.

Rigidité cadavérique peu prononcée. Sur le ventre et la face, le trajet des veines superficielles est très-marqué ; teint violacé foncé; les veines gorgées de sang. Il y a une forte congestion tenant probablement à l'asphyxie.

Les intestins sont très-distendus par des gaz ; leurs vaisseaux gorgés de sang ; les plaques de Peyer paraissent un peu saillantes, injectées, mais sans altération véritable.

Le poumon droit est seulement congestionné, engoué à la base ; le poumon gauche est adhérent aux parois thoraciques, surtout au niveau du diaphragme, sans fausses membranes sur la plèvre. Il est d'un rouge foncé, surtout à la base, sa consistance est augmentée, mais il ne va pas au fond de l'eau, il crépite sous le doigt. Le tissu, en certains points, se déchire facilement ; il y a là de la splénisation.

Le foie est très-volumineux, jaune et manifestement gras (le malade était buveur), à veines gorgées de sang noir. La rate est diffluente.

Au cœur, caillots noirs, mous comme de la gelée de groseille dans les cavités droites. Un peu plus de sérosité qu'à l'état normal dans le péricarde.

A l'ouverture du crâne, la dure-mère est fortement tendue. Il y a un épanchement de liquide séreux, abondant, dans l'arachnoïde. Le liquide paraît un peu louche, mais il n'est pas purulent.

La pie-mère est très-fortement congestionnée, mais elle se sépare facilement du tissu cérébral qui nulle part ne lui paraît adhérent.

La substance cérébrale est saine, mais il existe à la coupe un pointillé des plus évidents, c'est l'état sablé du cerveau, dû à la forte congestion des vaisseaux encéphaliques ; les vaisseaux du bulbe sont aussi très-injectés ; les ventricules latéraux renferment une sérosité abondante.

L'examen de la moelle n'a pas été fait. L'articulation du genou droit renferme beaucoup de sérosité d'un jaune sale, d'aspect louche. La synoviale est très-injectée, d'aspect presque villeux.

L'observation suivante nous montre une autre forme de délire coïncidant avec des symptômes généraux que rien n'expliquait. En jetant les yeux sur la courbe de température, on est frappé de l'ascension de la ligne, ascension qui ne répond nullement à l'extension du rhumatisme : la mort survient après quelques instants de coma.

OBSERVATION XIV (1).

Rhumatisme articulaire aigu ; délire ; mort.

X..., 35 ans, sergent de ville, salle Saint-Luc, no 8, entré le 26 mars 1870.

(1) Observation recueillie par mon ami le Dr Desplats.

Ce malade, de constitution robuste, n'avait jamais eu antérieurement de rhumatisme. Au moment de son entrée, il était souffrant depuis huit jours. Douleurs vagues dans les membres.

A son entrée, les genoux et les grandes articulations des membres supérieurs étaient pris. Rien au cœur; langue sale et saburrale; sueurs abondantes. Pouls 90; température 38,2.

Le 27. Douleurs persistantes. — Sulfate de quinine, 1 gr. 50.

Le soir. Pouls, 104; température, 38. Frottement péricardique léger; point douloureux sous-sternal gauche; pas de point douloureux au cou.

Le 28. Le frottement péricardique est plus accentué. Point douloureux sous-sternal et au cou. Température, 39°,8.

Dix ventouses scarifiées; julep avec infusion de digitale, 0,80; tisane avec 6 gr. de bicarbonate de soude, 3 pots.

Le soir. Pouls 100; température 39,8.

Le 29. Les douleurs articulaires persistent; le frottement péricardique a disparu, ainsi que le point douloureux sous-sternal. Température 38,4.

Le soir. Pouls 84; température 38,8.

Le 30. Le point douloureux du cou a disparu; les douleurs persistent. — Julep avec 5 gr. de bromure de potassium. Température 38,7.

Le soir. Le malade se trouve plus mal et a très-chaud, sans qu'on trouve rien au cœur ni dans les plèvres. Pouls 90; température 39,5.

Le 31. Sueurs profuses; rougeur de la face; vomissements; diarrhée abondante; pouls fréquent. (On supprime la digitale.) Pouls 90; température 40°.

1er avril. Pas d'amélioration. La fièvre continue sans qu'on trouve rien au cœur ni au poumon pour l'expliquer. Les articulations sont assez libres; on remarque cependant une sueur abondante et un peu d'excitation cérébrale. Température 39°,6.

Le 2. La diarrhée semble céder, mais la fièvre, liée à une oppression inexplicable, persiste. Température 40°.

Le 3. Même état. Température 41,2.

Mort le soir à dix heures, après un quart d'heure de coma. La face était asphyxique.

Autopsie, faite le 5 à dix heures du matin.

Décomposition cadavérique avancée; rien au cerveau; congestion pulmonaire intense des deux côtés; foie et reins également congestionnés.

Péricardite sans liquide ni exsudat: sur certains points cependant commençaient à se montrer quelques taches.

Endocardite prononcée, surtout au niveau de l'aorte où se remarquent quelques granulations faisant saillie à travers la membrane interne.

Les renseignements pris auprès de la religieuse établissent que ce malade avait un peu d'excitation cérébrale, et même parfois du délire depuis deux jours, et qu'il était en outre très-effrayé de son état.

L'observation suivante nous montre un cas dans lequel, après trente-six heures environ de délire, la mort est survenue subitement, sans coma préalable, au milieu toutefois d'une aggravation notable de la maladie.

OBSERVATION XV (1).

Rhumatisme articulaire aigu ; accidents cérébraux ; délire ; mort subite.

Le 10 janvier, entre au nº 10 de la salle Saint-Napoléon, à l'hôpital Lariboisière, le nommé Tarnom, âgé de 40 ans. Cet homme habite Saint-Denis où il exerce le métier de forgeron.

Il est d'une forte constitution et d'un tempérament sanguin. Depuis l'âge de 20 ans, il a eu de fréquentes attaques de rhumatisme articulaire.

Il était malade depuis huit jours, lors de son entrée à l'hôpital. Nous trouvons les articulations du poignet, de l'épaule et du genou gauches envahies par le rhumatisme. Langue très-blanche, inappétence, insomnie, un peu de toux, quelques râles sonores disséminés dans la poitrine. Les battements du cœur ne sont pas perceptibles à la palpation ; les bruits, à l'auscultation, sont excessivement sourds. Pouls 84. — Bourrache, saignée à 500 gr., julep avec 1,50 sulfate de quinine, 1 pilule extrait thébaïque à 0,05.

Le 13, le malade a été agité, il a eu un peu de délire la nuit. Fièvre intense. L'état des articulations primitivement atteintes n'a pas changé.

Le 14, surexcitation très-grande. Le délire va en augmentant. Mort subite dans la journée.

Autopsie. Injection très-marquée des méninges. Petite quantité de liquide louche dans la cavité arachnoïdienne. Le liquide céphalo-rachidien ne paraît pas plus abondant que de coutume ; il présente un aspect séro-purulent, et renferme quelques flocons de nature albumineuse.

La pie-mère adhère à la substance cérébrale qui est fortement injectée à la surface.

L'examen du thorax et de l'abdomen n'a pu être fait.

Nous venons de voir une série de faits où la marche des accidents était en réalité continue. La durée et la terminaison du délire ont varié ; mais aucune rémission trompeuse n'avait pu induire en erreur, ni faire porter un pronostic favorable, lorsque la maladie devait avoir une issue fatale. Voici une observation qui nous montre un rhumatisme articulaire, peu intense, sans cause appréciable ; survient du délire que le traitement fait céder facilement. Trois jours après, à la suite d'une imprudence, le délire reparaît ; quelques heures plus tard, le malade était mort. Il est à regretter que l'observation

(1) Ollivier et Ranvier, obs. IX.

ne soit pas plus détaillée ; le fait, tel qu'il est rapporté, n'en est pas moins fort intéressant.

OBSERVATION XVI (1).

Un jeune homme de 30 ans, d'un tempérament bilio-nerveux, est pris de douleurs dans les articulations des membres inférieurs. Le 8 ou 9 février 1858 les douleurs sont plus vives, il y a une fièvre très-modérée, cependant un peu d'insomnie.

Un purgatif, quelques frictions calmantes produisent du soulagement. Les douleurs diminuent d'intensité et se font sentir successivement dans plusieurs articulations.

Le 13, au soir, le malade est pris d'agitation et de délire. Un purgatif à l'huile de ricin fait promptement justice de ces accidents.

Les douleurs se calment.

Le 16, le malade réunit sa famille; on dîna près de son lit; il fut très-gai, mangea et but peut-être un peu trop. Vers onze heures du soir, il est pris de délire, d'agitation, de soubresauts dans les tendons.

Appelé vers minuit, M. Pipet fait mettre 4 sangsues derrière chaque oreille, recommandant de les remplacer par deux nouvelles, dès que l'écoulement de sang se ralentira. Il prescrit, en outre, une potion avec 0 gr. 20 de calomel, l'application de sinapismes sur les membres inférieurs et de glace sur la tête.

A six heures le malade tombe dans le coma; à sept heures il était mort.

La note suivante, qui m'est communiquée par mon ami le Dr Desplats, nous montre une forme de délire, revenant périodiquement toutes les nuits, et se terminant avec la guérison de la malade.

OBSERVATION XVII (2).

En 1869, pendant mon internat à l'Hôtel-Dieu, chez M. Moissenet, étant de garde, je fus appelé le soir vers dix heures pour une jeune novice, traitée depuis plusieurs jours pour un rhumatisme articulaire aigu. Cette malade avait été prise, une heure avant, de délire aigu. Au moment où je la vis, sa face rouge et couverte de sueur, et son œil brillant, annonçaient, avec la fréquence du pouls, une fièvre intense. Les douleurs semblaient avoir disparu, car la malade agitait ses jambes et ses bras, que quelques heures auparavant elle ne pouvait mouvoir; cependant la fluxion articulaire était encore appréciable à la vue. En même temps qu'elle s'agitait, la malade

(1) Pipet. Gazette des hôpitaux, 1858.

(2) Communiquée par le Dr Desplats, interne des hôpitaux.

parlait sans interruption ; ses pensées, exprimées sans suite, étaient toutes gaies ; sa physionomie exprimait le bonheur. Dans son délire, elle n'accusait aucune souffrance, mais montrait une répugnance extrême à se laisser approcher ; aussi ne put-on lui appliquer ni sangsues aux apophyses mastoïdes, ni sinapismes aux jambes. Elle dut être laissée sans soins ; ses compagnes se bornèrent à la surveiller, pour qu'elle ne se jetât pas hors de son lit. Son état m'effrayait d'autant plus, qu'à quelques jours d'intervalle nous venions de perdre, dans le service, un malade atteint de rhumatisme cérébral. Je fus tout étonné, le matin, en revoyant la malade qui n'avait aucun souvenir de l'agitation de la nuit ; elle était calme, répondait avec une lucidité parfaite à toutes les questions qu'on lui adressait, et ne pouvait mouvoir ses membres. Nous crûmes l'orage passé, mais le soir, les accidents se reproduisirent avec la même intensité que la veille et disparurent de même. Le lendemain, M. Moissenet administra une petite dose de sulfate de quinine, qui fut continuée les jours suivants.

Le délire, après s'être reproduit plusieurs jours de suite, disparut enfin tout à fait, et la malade guérit de son rhumatisme. J'ai appris qu'elle avait eu depuis de nouvelles attaques qui s'étaient encore compliquées d'accidents nerveux.

Cette observation est fort intéressante. C'est là une forme assez rare de délire dans le rhumatisme. Nous y voyons signalé le fait que nous avons avancé, à savoir, que la disparition des douleurs articulaires n'indique pas forcément des modifications survenues du côté des articulations. La malade, dans son agitation, remuait ses membres, et il fallait la soutenir pour qu'elle ne se jetât pas hors de son lit. Le délire cessant, elle ne pouvait plus se mouvoir. Nous voyons, en outre, qu'elle eut de nouvelles attaques de rhumatisme compliquées encore d'accidents cérébraux. La connaissance de ce fait devait singulièrement modifier la gravité du pronostic.

Voici encore une autre observation, mais qui présente de l'intérêt à un autre point de vue. Nous l'empruntons au mémoire de M. Gubler, mémoire qui a paru dans les *Archives de médecine* de 1857.

OBSERVATION XVIII (1).

Rhumatisme polyarticulaire aigu ; délire violent, puis signes de la formation de caillots cardiaques ; mort ; autopsie.

Le dimanche 18 mai 1851, est entré à l'hôpital Saint-Antoine, salle Saint-

(1) Arch. méd., 1857, vol. I, obs. II.

ouis, n° 9, service de M. Gubler, le nommé Peuriet, ouvrier en papiers peints. Cet homme est âgé de 31 ans; il est d'une constitution moyenne, d'un tempérament sanguin. Il n'a jamais eu de maladies graves, jamais de rhumatisme ni d'affection du cœur. Il habite, au cinquième étage, un local sec et bien aéré. Le jeudi, 15 mai, il avait été employé à un travail très-pénible qui consistait à déballer une voiture de marchandises.

Pendant une partie de la journée, il fut couvert de sueur, et, dans cet état, il alla boire de l'eau très-froide à une fontaine; une heure après, il eut un frisson qui dura vingt minutes à peu près. Il continua cependant à travailler, la nuit fut assez calme.

Le lendemain 16 mai, il se leva et se rendit au travail à l'heure habituelle. Vers trois heures, il ressentit du malaise, de la courbature, une douleur lombaire assez vive, des douleurs périarticulaires, de la céphalalgie, de la perte d'appétit, de la soif.

Les genoux, au dire du malade, étaient déjà gonflés. C'est à partir de ce jour qu'il garda le lit.

La nuit suivante se passa sans sommeil. Le samedi 17, la douleur est vive dans les deux genoux, mais elle se fait surtout sentir avec beaucoup d'intensité dans le poignet droit.

Le dimanche 18, les douleurs sont un peu moindres ; le malade peut se lever seul, mais il s'expose de nouveau au froid. Bientôt après, il est repris de douleurs plus vives, et le soir, il se fait transporter en voiture à l'hôpital.

Samedi 19. A la visite du matin, état suivant : décubitus dorsal, le visage est rouge, la langue blanche et sale; soif et inappétence.

Le pouls est développé et très-dur, 100 à 104. Une douleur très-vive existe au niveau des genoux, qui ne présentent pas de rougeur; épanchement dans le droit; la rotule est séparée des condyles d'un demi-centimètre au moins. Le poignet droit est aussi très-gonflé; la peau chaude et sèche. Il y a au cœur un souffle assez prolongé, mais doux, au premier temps, avec son maximum à la pointe. Saignée de 4 palettes (le sang se couvre d'une couenne épaisse et rétractée). Limonade citrique et gomme 3 pots.

Mardi 20. Les douleurs sont moins vives; l'épanchement a beaucoup diminué dans le genou droit. Quelques millimètres seulement séparent la rotule des condyles. Pouls large, 100 à 104.

Le poignet est dans le même état qu'hier.

(Saignée de 3 palettes. Même quantité de sang par les ventouses sur le poignet et le genou droits.) La saignée est encore très-couenneuse et rétractée en cupule; le sang des ventouses s'est pris en un caillot unique, ferme, placé au milieu d'une sérosité à peine rougie.

Mercredi 21. Peu de chaleur fébrile, sueurs abondantes. Les deux poignets sont encore très-douloureux et restent dans l'immobilité. Il en est de même des coudes. Pouls 102 à 106 très large, mais un peu mou. (Saignée de 3 palettes.) Le soir, les genoux commencent à être moins douloureux ainsi que les poignets. Quelques mouvements sont possibles. Pouls 100 à 104; les sueurs sont toujours très-abondantes.

La saignée du matin est très-couenneuse.

Jeudi 22. Les douleurs sont presque nulles; les poignets seuls en conservent encore un peu. Pouls 96 à 100. Sueurs abondantes. Le souffle, qui existait au cœur, a complétement disparu: on l'avait entendu jusqu'aujourd'hui. Le malade a un peu de sommeil.

Vendredi 23. A la suite d'un refroidissement, le malade s'étant découvert à plusieurs reprises la nuit, son corps étant couvert de sueur, les douleurs ont redoublé d'intensité; les deux membres supérieurs sont dans une immobilité complète; il y a du gonflement, surtout au poignet et au genou droits. Pouls 104; rien au cœur. Toujours des sueurs. (Sulfate de quinine 1 gr. en 4 paquets.) Le soir, agitation, délire. On est obligé de mettre la camisole.

A huit heures, le calme est revenu.

Samedi 24. La douleur est beaucoup moindre partout. Le souffle au premier temps a reparu, et a augmenté beaucoup d'intensité. Le second claquement est un peu étouffé. La percussion ne dénote pas une augmentation notable du volume du cœur. Pouls 108 à 112, plus petit que les jours précédents, fluctuant. A la visite du soir, le malade paraît très-calme. Le pouls a le même caractère que le matin. Une demi-heure après, le malade est pris d'angoisses, de dyspnée; il y a des soubresauts de tendons. Il meurt avant qu'on ait pu lui porter secours.

Autopsie. Le gonflement inflammatoire, qui se faisait remarquer, pendant la vie, autour des articulations malades, a disparu. Les genoux, ouverts, font constater une quantité de liquide très-considérable (1/4 de verre à peu près); il était un peu trouble dans le genou droit, et contenait quelques flocons albumineux. La synoviale de cette articulation est très-visiblement injectée par plaques; elle présente aussi des arborisations nombreuses : celles-ci se voient surtout sur les franges. A gauche on remarque les mêmes lésions, mais à un degré moins avancé. Dans les poignets, on trouve, en petite quantité, il est vrai, un liquide qui, selon toute apparence, est du pus. Il est verdâtre, homogène et épais. Dans le poignet droit il existe une véritable fausse membrane, d'une longueur d'un centimètre à peu près. Autour des deux poignets, les coulisses synoviales des tendons participent à l'inflammation suppurative; le pus y est même plus opaque que dans les articulations radio-carpiennes.

Le cœur offre, à l'extérieur, quelques taches laiteuses anciennes. Dans les cavités droites et gauches, ainsi que dans les gros vaisseaux, on voit des caillots, dont le plus considérable est du volume d'un gros œuf de pigeon. Une de ses faces est décolorée, blanche, grisâtre; il a une texture fibrineuse, il est élastique, résistant, ne contracte pas d'adhérences prononcées avec les parois ou les valvules. Dans le ventricule gauche, l'endocarde qui recouvre quelques-uns des piliers, est injecté et présente des arborisations vasculaires très-développées, ainsi qu'une augmentation d'épaisseur. Sa transparence est moindre qu'à l'état normal.

Les enveloppes de l'encéphale, l'arachnoïde surtout, sont très-épaisses et résistantes, mais cette lésion est évidemment ancienne. Quant au cerveau, à la moelle et à ses enveloppes, ils ne présentent aucun changement, ni dans leur vascularité et leur coloration, ni dans leur consistance. il n'existe non plus aucune trace de pus, ni dans les vaisseaux principaux, ni dans les viscères.

Nous voyons du délire pendant une nuit ; le délire cesse, et le malade n'en meurt pas moins subitement le lendemain, sans avoir présenté aucun symptôme cérébral nouveau. Quelle pouvait avoir été la signification pathologique du délire dans ce cas ? C'est un problème fort intéressant à discuter, et sur lequel j'aurai à revenir.

Nous pouvons déjà voir, par ces quelques observations, que, si l'apparition du délire dans un rhumatisme articulaire, modifie la maladie, il y à loin de là à l'existence d'un ensemble symptomatique bien défini, et trouvant sa place dans les cadres nosologiques.

La durée du délire et des accidents cérébraux qui peuvent survenir à la suite, varie de quelques minutes à plusieurs jours. J'ai cité plus haut (1) un cas où la durée totale de l'accès de délire a été d'un quart d'heure. Dans un autre fait cité par Hervez de Chégoin (2), le délire persiste vingt jours, en dépit de tout traitement, et le malade n'en guérit pas moins. Mais c'est là une durée tout exceptionnelle. En examinant le tableau des observations que j'ai réunies, je vois que les cas où le délire dépasse quarante-huit heures sont déjà l'exception.

Lorsque la terminaison est funeste, tantôt le délire persiste jusqu'à la mort; tantôt surviennent le coma, ou des mouvements convulsifs, au milieu desquels succombe le malade. Il est plus rare de voir le délire se montrer par accès irréguliers, et encore cette marche n'a-t-elle rien d'absolu. Nous avons vu plus haut un cas de mort subite, plusieurs heures après la cessation du délire (3).

Dans les faits de guérison, nous observons le plus souvent la marche par accès survenant ordinairement la nuit.

(1) Voir obs. XI.
(2) Gazette des hôpitaux, 1845.
(3) Voir obs. XVIII.

Il nous reste maintenant à poursuivre notre étude, en recherchant les lésions anatomiques auxquelles est lié le délire dans le rhumatisme articulaire aigu.

CHAPITRE IV.

LÉSIONS ANATOMIQUES LIÉES AU DÉLIRE DANS LE RHUMATISME ARTICULAIRE AIGU. — PATHOGÉNIE DE CE DÉLIRE.

L'autopsie des malades qui ont succombé dans le rhumatisme articulaire, après avoir présenté du délire, nous montre que ce symptôme ne répond pas à une seule et même lésion encéphalique.

MM. Ollivier et Ranvier ont établi trois catégories :

Dans la première, ils rangent les cas où l'on n'a trouvé aucune lésion cérébrale, faute peut-être de l'avoir bien cherchée.

Dans la deuxième, se trouvent les lésions congestives de l'encéphale (réplétion des sinus, congestion de la pie-mère et du cerveau).

Dans une troisième catégorie, se trouvent les faits, où l'on a trouvé les lésions phlegmasiques répondant à la méningite aiguë.

Cette distinction est assurément trop bien fondée sur les faits observés, pour que nous puissions élever la moindre objection ; mais, ce qui n'a peut-être pas suffisamment attiré l'attention jusqu'ici, c'est que souvent, les lésions anatomiques ne sont pas bornées à l'encéphale ; et c'est là un point sur lequel je crois nécessaire de donner quelques développements.

La méningite rhumatismale existe ; c'est là un fait incontestable et incontesté. Les deux cas que rapporte Storck sont bien

(1) Th. Ball. Agr., 1866, p. 78.
(2) Storck. *Loc. cit.*

des cas de méningite (1). Je n'ai pas à décrire ici les caractères anatomiques de la méningite. Il n'y a rien de spécial dans le rhumatisme ; je me bornerai à constater que cette méningite est rare, et M. Bouillaud a pu dire en toute vérité (2), que si la manifestation rhumatismale sur le cœur, dans le rhumatisme articulaire intense, était la règle, la manifestation sur les méninges restait la très-grande exception.

Il s'en faut donc de beaucoup que dans tous les cas où le délire est apparu, la méningite soit la lésion anatomique constante. Ce que l'on trouve ordinairement à l'autopsie, c'est une congestion plus ou moins intense du cerveau et des méninges, avec ou sans exsudation de liquide transparent, mais, en même temps, on trouve presque toujours d'autres altérations des viscères. Les lésions cardiaques ne peuvent pas nous surprendre ici, puisque le cœur est presque toujours atteint dans le rhumatisme articulaire aigu intense ; mais, nous trouvons notée dans une partie des autopsies une injection marquée des poumons, du foie et des reins.

L'observation suivante nous montre un malade qui meurt à la suite de suffocation subite. A l'autopsie, congestion intense des deux poumons.

OBSERVATION XIX (2).

Crozat (Julien), 42 ans, entré le 30 avril 1869.

Date du décès 4 mai, trois heures du matin.

Ce malade n'a jamais eu d'attaque de rhumatisme. Le début remonte au samedi 24 avril. Les membres inférieurs ont été les premiers atteints. De là, les douleurs se sont portées aux coudes et aux épaules. Sueurs profuses. langue sale, constipation, un peu d'excitation intellectuelle, rien au cœur.

2 mai. Amélioration apparente, le malade se dit bien. Il n'a presque plus de douleur, et demande à manger ; cependant la peau est chaude et le pouls à 90.

Le 3. Excitation plus prononcée ; il y a eu du délire la veille, les membres paraissent être dégagés, la face est très-rouge, le corps est couvert d'une éruption très confluente de sudamina. Le malade accuse un grand bien-être. Pouls 96, Respiration fréquente. — Purgatif, vésicatoires aux mollets.

(1) Progrès médical, 1860. (Auburtin.)

(2) Communiquée par le Dr Desplats, interne des hôptaux (Hôtel-Dieu, service Moissenet).

Soir, huit heures et demie. Pendant la journée, le malade a été très-excité; le soir, délire assez calme. A huit heures et demie, pouls à 96. Rougeur rès-grande de la face.

A deux heures du matin, suffocation subite. Mort à trois heures.

Autopsie. Injection cérébrale, particulièrement injection de la pie-mère. Les ventricules contiennent peu de liquide.

Les deux poumons sont fortement congestionnés.

L'observation suivante n'est pas moins intéressante sous plusieurs rapports. Nous y voyons notée la présence de l'albumine dans les urines avant la mort, un écoulement de sang venu probablement des poumons, et, à l'autopsie, une congestion intense des poumons, des reins, du foie et de la rate. Une autre circonstance est encore notée : l'odeur repoussante du cadavre 36 heures après le décès ; c'est un fait digne de remarque, vu la saison.

OBSERVATION XX (1).

Rhumatisme articulaire aigu ; accidents cérébraux; apoplexie pulmonaire ; mort subite.

B... (Victorine), 33 ans ; entrée le 22 janvier 1869.

Date du décès : 1er février.

Cette femme ne compte pas de rhumatisants dans sa famille; elle n'a jamais eu d'attaques de rhumatisme. D'après les renseignements qu'elle donne, elle aurait toujours joui d'une bonne santé.

Il y a un mois, elle eut, sans pour cela cesser son travail, une varioloïde dont on voit encore des traces. Vers la fin, c'est-à-dire il y une dizaine de jours, elle eut dans les genoux des douleurs qui la gênaient beaucoup pour marcher. Plus tard, les douleurs s'étendirent au coude, et le lundi 18, la malade fut obligée de s'aliter. Voyant que son mal s'aggravait, sans avoir subi de traitement, elle se fit transporter à l'hôpital le vendredi 22 janvier.

A son entrée, elle accusait des douleurs sur tout le corps ; le pouls était fréquent.

Le lendemain, la malade était couverte de sueur, le pouls était fréquent, et toutes les articulations prises. On la fit couvrir avec soin, les rideaux furent fermés, et la malade continua à suer, sans qu'on la changeât de linge.

Le lundi, elle suait encore abondamment. Le matin, elle eut froid ; le soir, le pouls battait 120, la respiration était gênée, et on constatait un bruit de souffle doux, au premier temps et à la base du cœur.

(1) Communiquée par le Dr H. Desplats (Hôtel-Dieu, service Moissennet.)

26 janvier. Le pouls bat encore 120; le bruit de souffle persiste, la malade continue à suer. Elle est un peu mieux qu'hier, toutes les grandes articulations sont toujours prises.

Soir. Le pouls est toujours très-fréquent; la malade n'a eu qu'une selle depuis son entrée.

Le 27. Pouls 132; le bruit de souffle se prononce davantage; en même temps la malade accuse une douleur sous le sein gauche.

Le 28. Pouls 116. Le bruit de souffle se prolonge vers les vaisseaux. — Purg. avec huile de ricin.

Le 29. Trois selles la veille. Pouls 128; le bruit de souffle est toujours aussi intense.

Le 30 et le 31. L'état de la malade serait très-satisfaisant, si elle n'était tourmentée par sa voisine qui a du délire, et se plaint continuellement; elle paraît très-ennuyée de ce voisinage. Le pouls est assez bon, les articulations sont dégagées; mais on constate toujours un certain degré d'excitation cérébrale.

1er février. Rien de remarquable le matin. La malade demande à manger on lui donne un degré.

Le soir vers quatre heures, après avoir passé une journée en apparence bonne, elle commence à délirer; et à cinq heures, au moment de la visite, elle est dans le coma le plus complet. La sensibilité a disparu, la respiration est assez calme, les battements du cœur sont forts et fréquents, le pouls est vif, les pupilles sont contractées; on retire de l'urine à l'aide de la sonde, et on constate la présence de l'albumine. L'analyse avait été faite deux ou trois jours avant, et on n'avait rien trouvé. Sinapismes sur les mollets; lavement purgatif avec 60 gr. de miel de mercuriale, vésicatoire à la nuque. Mort le soir à huit heures et demie. Avant la mort, expulsion par la bouche et le nez d'un sang rutilant.

Autopsie, faite trente-six heures après la mort. Le ventre est ballonné, les membres œdématiés. Autour du nez et de la bouche, on voit encore du sang.

Les méninges sont un peu congestionnées; sur la pulpe cérébrale on constate un piqueté rougeâtre peu caractérisé; les deux poumons sont petits noirâtres, le droit est à peu près exaéré; cependant, il surnage; le gauche crépite encore un peu sous le doigt, tous deux laissent échapper à la coupe un sang noirâtre; les reins, le foie, la rate sont congestionnés.

Le cœur est flasque et aminci; la tunique interne de l'aorte est plus rouge que de coutume. Les artères pulmonaires ayant été coupées, on ne peut les examiner.

L'odeur du cadavre est repoussante; les organes sont dans un état très-avancé de décomposition.

La putréfaction rapide des cadavres est notée dans quelques autres cas; elle est quelquefois réellement remarquable. Je citerai, entre autres, le fait observé par M. Vernois à Necker en 1865, et qui est relaté dans le Bulletin de la Société médicale des hôpitaux (1).

Au bout de 28 heures, la putréfaction était telle, que pour rechercher si la cause pouvait être rapportée à des circonstances extérieures, on laissa, dans le même amphithéâtre et dans les mêmes conditions, un autre cadavre; or, il fallut à celui-ci 5 jours pour arriver au même degré de putréfaction.

Déjà M. Lebert se fondant sur l'élévation de la température, avait admis l'existence d'une intoxication, et l'analogie des accidents cérébraux du rhumatisme avec l'urémie avait déjà été établie (2). Malheureusement l'analogie ne suffit pas pour établir une théorie.

J'ai cité plus haut un cas où les urines ont été trouvées albumineuses, mais c'est là une circonstance bien rarement notée dans les observations. Dans un des faits que nous avons cités plus haut (3), l'analyse du sang d'une saignée a été faite par M. Fordos, et a donné les résultats suivants : sur 1,000 gr. il y avait :

Albumine et globuline, 191,54.
Fibrine, 4,20.
Urée (*dosée par le procédé Lecomte*) (4) 0,362.

Le malade n'avait pas présenté d'albumine dans les urines avant la mort.

La diffluence du sang est notée dans quelques cas où le malade a été traité par les émissions sanguines. Cette diffluence était très-marquée dans la maladie du regretté Dr Aran dont nous citons ici l'observation.

(1) Bulletin de la Société médicale des hôpitaux, 1865, p. 96.
(2) Soc. méd. hôp., 25 mai 1853.
(3) Obs. X.
(4) Ce procédé consiste à chauffer une quantité donnée du liquide avec une solution d'hypochlorite de soude dans un ballon muni d'un tube abducteur, et à recevoir dans une éprouvette graduée l'azote qui se dégage. Du volume obtenu de ce gaz, on déduit la quantité d'urée. — La théorie indique que 0 gramme 1 décigramme d'urée doit produire 37 centimètres cubes d'azote, mais l'expérience prouve que l'on n'obtient jamais que 34.

OBSERVATION XXI (1).

M. Aran, âgé de 42 ans, d'une bonne constitution, est doué d'une grande activité physique et intellectuelle. Il est très-nerveux, et les moindres maux déterminent chez lui de vives souffrances.

Il y a une douzaine d'années, M. Aran a eu une première attaque de rhumatisme articulaire aigu, qui fut traitée par des émissions sanguines répétées. Cette attaque ne fut accompagnée ni suivie d'aucune manifestation cardiaque. En 1858, rhumatisme mono-articulaire du poignet droit. — En 1860, accès d'étouffement, accompagné de palpitations très-douloureuses, qui disparurent au bout de deux ou trois jours, sous l'influence d'une saignée générale, et du sulfate de quinine à faible dose. Il n'y eut aucun signe physique du côté du cœur.

A la fin de janvier 1861, M. Aran est éveillé, vers deux heures du matin, par une douleur extrêmement vive de l'articulation métatarso-phalangienne du gros orteil, avec rougeur et gonflement de cette articulation. Aussitôt, le malade se fait apporter un baquet d'eau froide, dans lequel il place son pied, et l'y laisse pendant six heures, en ayant soin de faire renouveler l'eau, à mesure qu'elle s'échauffe. Au bout de ce temps, la fluxion articulaire avait disparu, ainsi que la douleur, et M. Aran put aller faire son service à l'hôpital et ses visites en ville.

Les jours suivants, il n'y a pas de nouvelles douleurs, mais il éprouve un malaise général.

4 février. Il peut aller à Choisy-le-Roi pour une consultation. Pendant le voyage, il est pris de frisson; il rentre chez lui, se met au lit, passe la nuit sans sommeil, avec une grande agitation, et il est pris de douleurs articulaires qui augmentent rapidement d'intensité, et se fixent d'abord sur les membres inférieurs et les genoux.

Le 7. La fluxion articulaire persiste aux genoux. Il y a un état fébrile assez marqué; le pouls est ample. On pratique une saignée de 350 gr. environ. Le soir, il y a un peu de soulagement, et le malade réclame une seconde saignée, mais, comme le caillot de la première est mou et diffluent, on refuse de céder à ce désir. Du reste, on peut difficilement saisir la cause de l'intensité des douleurs, la fièvre étant peu forte, et le nombre des articulations malades étant aussi limité.

Le 8. La nuit s'est passée sans sommeil, il y a eu une grande agitation. Les articulations des membres supérieurs commencent à se prendre. A la prière du malade, on pratique une deuxième saignée de 200 gr. Le sang est encore plus diffluent, et se présente tout entier sous la forme d'une gelée de groseille assez liquide.

Le 9. Les douleurs ont augmenté du côté des mains. Il y a toujours de l'insomnie. Le malade réclame une nouvelle saignée qui lui est refusée le

(1) Mémoire Ollivier et Ranvier, obs. XI (communiquée par M. Siredey).

matin, mais, à sept heures du soir, on se voit forcé de se soumettre à ses ordres, et l'on pratique une nouvelle saignée de 200 gr. Le sang tiré de la veine se présente encore avec les mêmes caractères, c'est-à-dire, qu'il n'y a pas dans la palette de caillot nageant dans du sérum, mais une masse légèrement gélatineuse.

Le 10. Le rhumatisme, qui occupait primitivement les articulations des membres inférieurs, est maintenant fixé sur celles des membres supérieurs, et surtout sur les mains. Il y a peu de fièvre, 80 pulsations à peine ; peu de rougeur et de gonflement des articulations envahies, et pourtant la douleur est intolérable. Il n'y a rien au cœur. Malgré l'insuccès des émissions sanguines générales, le malade se fait appliquer 10 sangsues sur chaque poignet, mais à peine ont-elles pris, qu'on les fait tomber. A partir de ce moment, on ne fit plus aucune émission sanguine. Le malade ne prend à l'intérieur que des doses insignifiantes d'aconit et de belladone ; mais en revanche, il épuise en quelque sorte toute la liste des moyens externes employés en pareille circonstance : le chloroforme, le laudanum, le baume tranquille, les cataplasmes, les onctions belladonées, la pommade camphrée, l'eau blanche, les serviettes chaudes; enfin, des vésicatoires furent appliqués sur les deux poignets. Cet état n'inspirait pas la moindre inquiétude, car il n'y avait pas de manifestation cardiaque, presque pas de fièvre, puisque le pouls ne dépassait pas 80. Aussi M. Bouillaud regardait-il ce rhumatisme comme étant de forme névralgique, et expliquait l'intensité de la douleur par l'excessive sensibilité du patient, et la prédominance de l'état nerveux.

Pourtant, l'insomnie était à peu près complète, et M. Aran, toujours préoccupé de son service à l'hôpital, de sa clientèle privée, et de ses travaux de cabinet, gémissait de notre impuissance à le soulager et à le guérir.

Un autre symptôme, aussi très-important, fut une éruption confluente de sudamina et de miliaire, qui apparut le 17 février, et donna lieu à une exacerbation fébrile, et à des démangeaisons vives, insupportables, tellement prononcées, qu'elles firent oublier au malade ses douleurs articulaires.

Dans le but de calmer cet éréthisme nerveux, on fit prendre un bain d'eau de Pomblières, avec toutes les précautions possibles pour éviter un refroidissement. Les douleurs articulaires avaient alors presque disparu ; il n'y avait aucune complication cardiaque, et la fièvre était très-modérée. Mais, contrairement à ce qu'on espérait, la nuit qui suivit le bain fut plus mauvaise, et le lendemain 20 février, le pouls s'éleva de 56 à 100 pulsations, en même temps qu'un bruit de souffle assez fort se faisait entendre à la région précordiale. Dès lors, l'agitation augmente ; le malade est impatient, s'emporte, et veut, en quelque sorte, essayer de tous les traitements, sans s'arrêter à un seul. Nous ne pouvons, en bonne vérité, comprendre son état d'excitation ; car les articulations dont il se plaint le plus, sont celles qui présentent le moins de symptômes fluxionnaires. Son ami M. Hérard, qui était venu s'informer de sa santé, nous fit part de ses craintes pour un rhumatisme cérébral.

Le 21. Il y a un peu plus de calme. M. Aran peut dicter deux lettres. Il se préoccupe de sa clientèle, et fait à son remplaçant les recommandations les plus judicieuses. Vers le soir, la fièvre s'allume, et l'agitation reparaît, puis survient un sommeil calme de cinq heures. Mais, vers quatre heures, le malade se réveille, et commence à s'agiter. A six heures, il délire, et reconnaît à peine les personnes qui l'entourent.

Il est dans une insensibilité absolue, alors que, la veille, il accusait les plus vives douleurs. Il prend toutes les positions, et remue les membres dans tous les sens. Des sinapismes sont appliqués sur les articulations, et on administre un lavement avec du camphre et du musc.

Il survient un peu de calme, et, vers onze heures, l'intelligence reparaît. Il reconnaît M. Trousseau, qui avait été appelé en toute hâte, et le remercie de sa visite. Mais, bientôt après, le pouls devient plus fréquent, le délire reparaît; des symptômes de congestion pulmonaire surviennent, puis du coma, sans convulsions, ni paralysie, et la mort arrive à onze heures du soir, malgré l'emploi des révulsifs les plus puissants.

Il est un détail peut-être inutile à rappeler. Au momemt de l'ensevelissement, il a été rendu par la bouche un litre environ d'un liquide sanguinolent.

Cette diffluence, qui indique assurément une altération de composition n'est pas constante; car, à côté de ces cas, nous en trouvons un grand nombre d'autres, où le sang est au contraire noté couenneux, et formant un caillot bien rétracté.

Ces notions sur la composition chimique du sang, lorsque nous la trouvons mentionnée, sont assurément bien vagues, et ne nous donnent en réalité aucune connaissance précise de la modification survenue. Elles nous permettent néanmoins d'établir une catégorie, dans laquelle nous devons ranger les observations où la mort paraît se rapporter à une lésion du sang.

Nous avons maintenant à examiner si les lésions anatomiques nous rendent compte de la production du délire, et de la gravité du pronostic à l'apparition de ce symptôme.

La nature de ce délire a été fort contestée : tandis que les uns veulent en faire le signe d'une inflammation spéciale, d'autres veulent voir dans le *rhumatisme cérébral* une sorte de névrose d'essence inconnue, mais liée au rhumatisme. Telle était l'opinion du professeur Trousseau. L'erreur de la plupart des observateurs vient, à mon sens, de ce qu'ils ont rangé sous un même titre des états pathologiques différents. Le délire ne peut pas constituer à lui seul une maladie : c'est un symptôme que l'on peut rencontrer dans les quatre conditions suivantes :

1° Inflammation du cerveau ;

2° Troubles de circulation cérébrale ;

3° Altération du sang (intoxication) ;

4° Douleurs excessives (délire par action réflexe).

C'est avec la connaissance de cette pathogénie du délire, que nous devons aborder son étude dans le rhumatisme articulaire, et nous discuterons rapidement les divers arguments mis en avant pour appuyer les théories émises.

L'inflammation du cerveau, qu'entraîne nécessairement la méningite, ne doit pas nous arrêter longtemps. Lorsque la méningite rhumatismale existe, elle nous rend trop bien compte de tous les accidents, pour que nous puissions élever le moindre doute à son sujet. Cette méningite a, il est vrai, une marche spéciale, mais sa cause et l'affection dont elle dépend lui impriment nécessairement un cachet particulier.

Mais la méningite est rare ; par conséquent, c'est ailleurs que nous devons rechercher le plus souvent la cause de l'altération des fonctions cérébrales. Nous la trouvons généralement dans les troubles de la circulation de l'encéphale.

A l'autopsie de la plupart des cas où les malades ont succombé, nous voyons notée une congestion cérébrale plus ou moins intense. Cette lésion rend-elle toujours compte de la gravité des accidents ; c'est un point que je laisse pour l'instant de côté. Je me borne ici aux causes directes du délire.

On voit, dans un très-petit nombre d'autopsies, notée de la pâleur du cerveau et des méninges. L'anémie peut, au même titre que la congestion, troubler les fonctions cérébrales. Mais, dans le rhumatisme, l'anémie du cerveau n'est pas encore suffisamment établie.

A cette question des troubles de circulation encéphalique, se rattache l'opinion des auteurs qui veulent faire jouer un rôle aux lésions cardiaques, pour la production du délire.

« M. Hirtz fait suivre une des observations que nous avons reproduites plus haut (1) des réflexions suivantes, suggérées à M. Feltz par l'autopsie. « Les recherches de Kirkes ont montré que, dans le rhumatisme, il pouvait y avoir viciation du sang, soit par corps étrangers, soit par décomposition ; mais dans ce cas, on n'a rien pu découvrir de pareil.

Mais, en face de la lésion cardiaque, les troubles cérébraux peuvent être rattachés au défaut d'action du cœur, d'où anémie que révèle le cerveau dont la sensibilité est extrême. Dans tous les cas, la lésion cardiaque permettra plus facilement les désordres de l'innervation. »

M. Feltz indique ici, comme cause possible de délire, l'asthénie du cœur, pouvant produire l'anémie : mais, si l'on veut bien se reporter à l'observation, on pourra voir qu'à l'autopsie le cerveau est indiqué sain, *légèrement hyperémié*.

Il y a là contradiction flagrante entre les résultats de l'autopsie et l'hypothèse de M. Feltz.

Fuller dans son traité sur le rhumatisme (2) établit trois catégories de faits :

1° Le délire est expliqué par une inflammation du cerveau.

2° Pas d'inflammation du cerveau, mais lésion d'un autre viscère, notamment du cœur, rendant compte du trouble cérébral.

3° Le délire rhumatismal n'est accompagné d'aucune inflammation locale. Fuller fait jouer un rôle considérable aux lésions cardiaques : malheureusement, les autopsies citées à l'appui sont loin d'être concluantes, et même, viennent souvent infirmer la théorie ; nous voyons notée dans plusieurs cas la congestion cérébrale ; or, nous savons que l'hyperémie suffit pour expliquer le délire ; et cette hyperémie n'a pas évidemment pour cause une endocardite ou une péricardite.

L'hypothèse de la production des troubles cérébraux consé-

(1) Obs. V.

(2) Fuller on Rheumatism. (L'analyse de cet ouvrage m'a été faite par mes amis MM. Dujardin et Faucheux, élèves du service de M. Chauffard.)

cutifs, dans le rhumatisme, à une lésion cardiaque, reste donc à démontrer d'une manière plus précise. Que cette lésion puisse quelquefois jouer un rôle, rien de plus logique à admettre; mais qu'elle suffise à elle seule, c'est ce que nous ne pouvons conclure de l'examen des faits; sinon, il serait bien étrange que le rhumatisme articulaire si fréquemment compliqué d'endocardite fût aussi rarement accompagné de délire.

L'explication donnée par Fuller, pour rendre compte du délire lorsqu'il ne trouve aucune inflammation viscérale n'est du reste pas moins hypothétique. Le petit nombre des cas rangés par l'auteur dans cette categorie nous semble d'abord devoir être singulièrement réduit. Fuller cite comme exemples, des observations où l'autopsie n'a pas été faite, mais dans lesquelles on n'a rien trouvé à l'auscultation; et l'ensemble des phénomènes concomitants a suffi pour convaincre l'observateur qu'aucune inflammation ne s'était produite dans le cerveau ou dans la moelle épinière. Ce sont là assurément des preuves insuffisantes. Dans les autres cas, Fuller ne tient aucun compte de la congestion rencontrée à l'autopsie; ce qui dénature encore l'interprétation des faits. L'existence de poison rhumatismal, en assez grande abondance pour occasionner des troubles cérébraux, est une hypothèse toute gratuite que nous ne saurions admettre.

Le rhumatisme se manifeste par des hyperémies et des inflammations (1); et l'existence de ce poison rhumatismal reste tout entière à démontrer.

(1) Personne ne peut mettre en doute que, dans le rhumatisme, l'endocardite, la péricardite, la pleurésie, etc., ne soient des manifestations rhumatismales de nature inflammatoire. Les recherches de MM. Ollivier et Ranvier établissent qu'il en est de même du côté des articulations : « Le rhumatisme ne se manifeste pas seulement dans les articulations par de simples phénomènes vasculaires, comme quelques auteurs ont voulu l'admettre, mais bien aussi par des formations nouvelles d'éléments qu'on doit rattacher à une irritation plus profonde. Ces formations nouvelles s'arrêtent quelquefois à la production, en grande quantité, de cellules et capsules cartilagineuses, qui restent telles ou disparaissent ensuite sur place par un mécanisme que nous n'avons pas encore étudié ; d'autres fois, la prolifération

Dans certains cas, les accidents paraissent résulter d'une intoxication analogue à l'urémie. La diffluence du sang que nous avons mentionnée plus haut provient d'une altération évidente. Malheureusement de nouvelles recherches sont nécessaires pour préciser plus exactement la nature de ces faits. Quoi qu'il en soit, nous devons signaler cette analogie. Le délire s'expliquerait dans de pareilles circonstances, sans qu'il fût nécessaire de recourir à d'autres hypothèses.

Une autre intoxication paraît jouer un rôle dans un certain nombre de cas : nous voulons parler de l'alcoolisme. Certains rhumatisants présentent un délire qui rappelle d'une manière frappante le délirium tremens; et ce qui est non moins intéressant, c'est que les accidents sont souvent très-heureusement modifiés par l'opium. Le traitement semble ici apporter un argument nouveau. Dans quelques cas, l'alcoolisme paraît jouer un rôle, mais seulement à titre de cause prédisposante.

L'observation suivante, que je dois à l'obligeance de M. le Dr Ollivier, en est un exemple. Nous voyons un homme qui avait fait des excès alcooliques et chez qui le foie paraissait graisseux.

étant plus intense détermine dans le cartilage des ulcérations plus ou moins profondes; dans ce cas, il y a une production abondante d'un liquide purulent dans l'intérieur de l'articulation, accompagnée d'une exsudation sous forme de flocons ou de fausses membranes, dans la constitution desquelles il entre des cellules pour une bonne part. Ces différents phénomènes se produisent avec une grande rapidité; en effet, notre malade a succombé au neuvième jour de son affection articulaire, et plusieurs des articulations que nous avons examinées avaient été envahies postérieurement à son entrée à l'hôpital, par conséquent quelques jours avant la mort. Nous ajouterons que ce n'est pas le premier fait de cette nature qu'il nous a été donné d'observer, et nous appuyant sur de nombreuses observations antérieures, nous pouvons annoncer que chaque fois qu'une articulation aura été le siége d'une arthropathie rhumatismale, même d'intensité moyenne, on rencontrera à l'autopsie, si le malade succombe, quelques-unes des altérations cartilagineuses que nous venons de découvrir. » — Ollivier et Ranvier. Comptes-rendus des séances et mémoires de la Société de biologie, 1865.

OBSERVATION XXII.

François L..., 27 ans, cartonnier, entré le 16 février 1870, salle Sainte-Anne, 45.

Cet homme est à Paris depuis environ cinq ans. Son état d'ouvrier cartonnier l'obligeait à rester chaque jour quelques minutes seulement, mais plusieurs fois dans la journée, dans une chambre chauffée à 45°; il n'en sort jamais que baigné de sueur. Il a habité pendant deux ans dans un rez-de-chaussée assez humide. Il se nourrissait bien, gagnant parfois 4 francs par jour. Il buvait, en moyenne, 2 litres de vin par jour et quelques verres de cognac. Il dit avoir beaucoup bu d'absinthe jusqu'au mois de juillet dernier, époque à laquelle il a complétement abandonné cette boisson. Il en absorbait jusqu'à 10 verres par jour; la moyenne était de 6 verres.

9 février. Il se réveille avec de la raideur dans les jambes; toutefois il se rendit à son travail. Cette raideur persista trois jours, pendant lesquels il continua à vaquer à ses occupations.

Le 13. Il ressentit de vives douleurs dans la région lombaire; il prit alors un bain de vapeur.

Les douleurs envahirent les articulations du genou et du cou-de-pied des deux côtés, puis les articulations du bras droit. Le bras gauche ne fut pris que quelques jours plus tard.

Le 17. On constate l'état suivant: figure animée, sueurs profuses, vives douleurs dans les articulations du cou-de-pied, du genou, de l'épaule, du coude et du poignet des deux côtés. Sur quelques-unes seulement, on constate un léger gonflement et un peu de rougeur diffuse.

La langue est blanche, constipation opiniâtre. Rien dans les poumons.

Rien au cœur, si ce n'est que les battements sont tumultueux et un peu sourds.

Traitement. Sulfate de quinine, 0,75. Ouate laudanisée autour des articulations. Bouillon et potages.

Les jours suivants, le sulfate de quinine est porté à 1 gramme, puis à 1 gr. 50.

Le 23. On constate à l'auscultation que les battements du cœur sont plus sourds et plus tumultueux. Vésicatoire à la région précordiale.

Le 24. Vers 11 heures et quart, le malade, qui était assez gai à la visite du soir et qui se sentait beaucoup mieux, qui à 8 heures avait demandé à boire, est pris subitement de délire violent; ce délire dure une demi-heure, c'est-à-dire jusqu'à 11 heures 3/4. Le malade tombe dans le coma.

A minuit, le coma est complet. La respiration devient très-lente, stertoreuse, la face extrêmement pâle, le pouls petit, filiforme et fréquent. Insensibilité complète, même à la cornée. A l'auscultation, les battements du cœur sont tumultueux quoique nets, puis font place à des battements en forme d'ondulations.

Saignée à chaque bras. Le sang a encore jailli à la première piqûre, mais s'est arrêté presque aussitôt. Ventouses et sinapismes sur les membres. Les respirations deviennent extrêmement rares; à minuit un quart le cœur cesse de battre.

Autopsie, faite trente-six heures après la mort.

On constate un certain degré de rigidité cadavérique. Rien à noter dans les poumons; pas d'adhérences pleurales, pas d'épanchement dans les plèvres.

Le cœur paraît un peu gros; un peu de surchage graisseuse vers la pointe du ventricule gauche. Petites ecchymoses sur les deux faces de ce même ventricule.

Une plaque blanche à la base de la valvule mitrale; quelques petites plaques à la base des valvules aortiques.

Liquide rougeâtre, sanguinolent dans le péricarde.

Pas de liquide dans la cavité abdominale. Le foie ne paraît pas congestionné; sa coupe rappelle plutôt l'aspect du foie graisseux.

Rate assez volumineuse : longueur 14 centimètres, largeur 10, épaisseur 5; à la coupe, rien de particulier.

Reins assez gros, congestionnés; la capsule se détache facilement.

La glande thyroïde paraît hypertrophiée.

Suffusion sanguine sur les parties latérales des deux hémisphères cérébraux. Vaisseaux de la pie-mère distendus par le sang. Les méninges se détachent facilement.

A la coupe, rien de particulier à noter, si ce n'est une coloration un peu plus accusée de la couche corticale.

Les artères de la base du cerveau sont parfaitement saines.

A côté des observations où nous pouvons rattacher le délire à une lésion, nous trouvons des faits où l'on ne peut attribuer le trouble cérébral, ni à une congestion, ni à une intoxication. Le délire paraît alors purement névropathique. On peut lire plus haut (1) l'histoire de cette jeune novice à l'Hôtel-Dieu, qui, à chaque attaque de rhumatisme, présentait des accidents nerveux.

Nous sommes, dans ces cas, obligés d'admettre une prédisposition des individus : le rhumatisme est alors la cause occasionnelle.

Nous voyons fréquemment l'insommie et des douleurs excessives précéder l'apparition du délire. L'insomnie peut, il est vrai, se rencontrer dans certaines affections cérébrales, mais elle peut résulter également des douleurs articulaires,

(1) Obs. XVII.

et être, à son tour, cause de troubles cérébraux. La douleur peut elle même, par action réflexe, produire le délire. Peut-elle à elle seule, dans le rhumatisme, troubler les fonctions intellectuelles ? Nous ne le pensons pas ; mais, en faisant ici la pathogénie d'un symptôme, nous devions rechercher toutes les conditions qui peuvent le produire, et les indiquer dans la maladie que nous étudions, pour en discuter la valeur.

Les préoccupations d'ordre moral doivent également être considérées comme ayant une action réelle ; mais je ne pense pas qu'elles puissent être seules cause directe du délire, et il me semble que ceux qui, avec Lorry (1), ont voulu leur faire jouer un rôle considérable dans la production des symptômes cérébraux, ont exagéré leur importance.

M. Gubler a voulu établir, dans les accidents cérébraux du rhumatisme, une sorte de progression répondant à des lésions de plus en plus accusées. Le délire correspondrait à la congestion modérée.

Cette opinion me semble trop absolue, le délire pouvant être rattaché à des conditions autres qu'une simple congestion. Je me suis déjà arrêté sur ce fait que nous trouvons dans un certain nombre d'observations : l'élévation de température et l'accélération du pouls. J'en ai déjà cité plusieurs cas ; en voici un nouvel exemple que je dois à l'obligeance de M. Hybord, interne à l'hôpital Necker.

OBSERVATION XXIII.

Le samedi 26 avril 1871, est entré, salle Saint-Louis, au no 13, le nommé X..., employé. Ce jeune homme n'a jamais eu de rhumatisme articulaire aigu ; il est habituellement d'une bonne santé. Il y a quatre ans, il aurait eu la syphilis. Toutefois, je dois dire que l'existence de la syphilis ne me paraît pas certaine. Le diagnostic aurait été fait après coup, à l'invasion d'une tumeur qu'il porte sur la clavicule gauche, et sur la nature de laquelle les médecins qu'il a vus auraient différé. D'après Cusco et Ricord, il s'agit d'une exostose syphilitique ; d'après d'autres, ce ne serait pas une tumeur

(1) Lorry. De præcipuis morborum mutationibus. Parisiis, MDCCLXXXIV, p. 279.

syphilitique. Quoi qu'il en soit, il a été soumis au traitement par l'iodure de potassium. Cette tumeur se développe depuis plus de trois ans.

Ce jeune homme se sentait très-bien la semaine dernière. Il aurait été soumis cette semaine là à des variations brusques de température. Le mercredi, ayant très-chaud, il aurait été mouillé et se serait refroidi, mais il n'a commencé à être malade que le dimanche. Le dimanche soir, il s'est trouvé mal à son aise : sentiment de courbature, perte d'appétit, frissons. La nuit a été mauvaise ; il a mal dormi. Sentiment de fatigue dans tous les membres. Le lundi matin, les articulations des cous-de-pied étaient douloureuses et gonflées. Il a pu se lever, mais n'a pu se tenir debout et a été obligé de se remettre au lit. En même temps, il a eu un frisson assez intense. Puis les articulations des genoux se sont prises, d'abord celle du genou droit, puis celle du gauche le mardi. Depuis lundi, il est constamment couché. Après es genoux, les poignets, les articulations métacarpo-phalangiennes, les coudes, les épaules ont été atteints. Les différentes articulations paraissent avoir été prises très-rapidement, car le malade dit que depuis mardi toutes celles que je viens de signaler étaient envahies.

Samedi 26 août. Le malade paraît d'une bonne constitution. Blond, il est vigoureusement constitué pour son âge, bien taillé et bien musclé. Il n'y a pas, dit-il, chez lui d'habitudes alcooliques ; la coloration du corps est blanche. Il est couvert de sueur ; la peau est chaude.

Il ne se plaint nullement de la tête ; la langue est recouverte d'un épais enduit blanchâtre. La bouche est mauvaise, pâteuse. Pas de diarrhée, ni de douleurs de ventre ; il n'est pas allé à la selle depuis mardi dernier. Anorexie complète. La figure, sans être altérée, exprime cependant la douleur et l'inquiétude ; il repond bien quand on le questionne. Les cous-de-pied sont douloureux ; il y a encore, à ce niveau, de la rougeur et un peu de gonflement, mais ces articulations sont beaucoup moins douloureuses qu'auparavant. Le genou droit est très-douloureux, d'une rougeur faible ; pas d'épanchement synovial. Le genou gauche est beaucoup plus douloureux ; épanchement synovial manifeste, d'abondance moyenne ; culs-de-sacs tendus, rouges, très-sensibles. Les épaules et les coudes sont douloureux ; pas d'épanchement ni de rougeur. Les poignets sont très-douloureux, rouges, très-gonflés ; la rougeur y est plus vive qu'au niveau des genoux ; ils sont surtout gonflés à leur face dorsale. Au niveau des articulations métacarpo-phalangiennes, du côté de la face dorsale de la main, coloration rosée, gonflement œdémateux, rougeur vive. Le malade tient souvent les genoux dans la demi-flexion. Pas d'oppression, respiration normale.

Au cœur, pas d'augmentation de la matité normale. Le cœur est complétement recouvert par le poumon. Aucun signe de péricardite, pas de bruit de frottement, mais les deux bruits du cœur sont altérés et n'ont pas leur timbre normal. Ils sont moins nets, sont sourds, voilés. En outre, à l'auscultation, il y a un bruit de souffle n'accompagnant pas la systole, à cheval sur ces deux bruits, variant pendant la respiration. Ce bruit paraît avoir pour siége les vaisseaux pulmonaires, quoique relié à l'endocardite. Il est très-marqué à la ligne médiane, sur la limite du poumon gauche. Aucune altération de rhythme. Le cœur est difficilement limité ; on a partout de la sonorité, car le poumon le recouvre complétement. Pouls 106. Temp. 40,2.

Le malade a sur la poitrine, le haut des bras, des cuisses, le ventre, une éruption miliaire très-confluente.

A l'examen de la région claviculaire gauche, on est frappé de la présence d'une tumeur s'étendant à partir de l'articulation sternale jusqu'à la moitié externe, remontant le long du cou jusqu'au niveau du cartilage thyroïde, et s'étendant au devant de la clavicule sur les deux premières côtes. Cette tumeur, développée surtout le long du cou, est dure, mais non pas comme une exostose ; inégale à sa surface, elle n'a repoussé ni le cartilage thyroïde, ni la trachée et ne les a pas déviés ; la respiration et la déglutition ne sont nullement gênées. Elle s'étend profondément jusqu'à la colonne vertébrale et paraît comprimer les nerfs du plexus brachial. Le malade accuse de la faiblesse et de l'engourdissement dans le bras gauche. La circulation de la moitié gauche de la face ne paraît aucunement gênée. Il n'y a pas de dilatation, de stase veineuse, de changement de coloration. Les veines superficielles sont un peu plus développées de ce côté-là seulement.

Dimanche 27. Aucun phénomène nouveau. Le malade a perdu hier soir environ 150 gr. de sang par une épistaxis. Langue très-sale, constipation, anorexie. — Emétique 0,05 ; ipéca 1 gr. ; 2 pots de chiendent avec 10 gr. ; bicarbonate de soude ; onctions avec huile de jusquiame ; 2 bouillons ; sulfate de quinine 0,75. Pouls 112 ; temp. 40,2.

Soir, temp. 40,5.

Lundi 28. Le malade est allé beaucoup à la selle ; il n'y a pas eu de vomissement. Langue toujours sale, chargée. Agitation toute la nuit. Les bruits du cœur sont toujours sourds, principalement le premier bruit. Le souffle persiste. Les genoux sont moins douloureux.

2 pilules opium 0,05 ; sulfate de quinine 0,80 ; pas de nouvelles jointures prises. Pouls 102, temp. 41.

Soir. Le malade a été assoupi toute la journée. Il a déliré un peu. Langue sale. Pas de nouvelles douleurs ; les genoux sont moins gonflés. Pouls 100, température 40,2.

Mardi 29. Délire, agitation toute la nuit ; on a été obligé d'attacher le malade. Il a saigné du nez un peu hier soir. Soif vive, pas de douleur de tête ; sentiment de faiblesse. Les douleurs du poignet et des genoux subsistent à peine ; la parole est brève. (Suppression du sulfate de quinine et de l'opium ; julep avec bromure de potassium 3 gr. ; 2 pots de chiendent avec bicarbonate de soude.) Peau humide et chaude. Rien de changé au cœur. Pouls 104, temp. 40,5.

Soir. Le malade a été moins agité que la veille, il sent moins les douleurs ; il n'a pas eu de selles depuis le vomitif.

Le 30. Délire toute la nuit ; soif vive. Pas de douleur de tête, mais il a peu dormi. Langue sale, humide. Cependant le malade a été moins agité que la nuit précédente ; aucune manifestation articulaire nouvelle. (Calomel, 1 gr.) Pouls 100, tempér. 40,6.

Soir. Le malade a été cinq fois à la selle. Pouls 104, tempér. 40,6.

Le 31. Il s'est levé cette nuit et ce matin. Hier soir, il éprouvait des inquiétudes et de la crainte sur son état. La parole est brève, l'œil vif, la figure inquiète. Il répond un peu quand on le secoue, mais retombe bientôt dans son délire. Une ou deux selles diarrhéiques ; tremblement des jambes. Les mains sont également agitées de tremblement. Délire absurde. Plus de douleurs dans les genoux. Les articulations ne sont ni rouges, ni gonflées ; plus de gonflement ni de douleur dans les cous-de-pied, les épaules, les poignets. Les articulations métacarpo-phalangiennes sont rouges, gonflées, un peu douloureuses. Au cœur, les bruits sont très-sourds, voilés ; les traits sont contractés, les yeux égarés. (2 vésicatoires sur les genoux ; calomel 0,10.) Le malade n'accuse aucune douleur de tête. Pouls 104, temp. 39,8.

Soir. On a été obligé de l'attacher. Trismus, tremblement des membres. L'auscultation du cœur ne fait rien entendre. Le pouls est très-faible, petit, peut à peine se compter et dépasse 140. L'agitation du malade empêche de prendre sa température.

Mort à sept heures du soir.

Autopsie, trente-six heures après la mort.

Putréfaction très-avancée. Ramollissement complet du cerveau ; impossible de rien distinguer. Congestion des poumons. Au cœur, aucune lésion des orifices n'est constatée. L'état des jointures n'a pas été noté. L'autopsie de la tumeur fait reconnaître une tumeur fibreuse.

Dans cette observation, la température varie de 40 à 41, pendant six jours ; le pouls varie de 100 à 140 ; ce ne sont pas là des phénomènes ordinaires dans le rhumatisme aigu, et de tels symptômes généraux peuvent, jusqu'à un certain point, expliquer à eux seuls le trouble des fonctions cérébrales.

J'ai déjà montré que, dans des cas analogues, les lésions n'étaient pas bornées à l'encéphale ; nous trouvons ce que nous pouvons appeler une congestion généralisée des viscères. On avait observé l'élévation de la température, l'accélération du pouls, plusieurs jours avant la mort, et le délire n'apparaissait alors qu'à titre de symptôme ultime.

Le rhumatisme paraît, dans ces cas, ne pas présenter seulement des symptômes nouveaux tenant à l'apparition de manifestations nouvelles, mais une intensité extraordinaire des symptômes généraux, répondant certainement à un état sur lequel de nouvelles recherches sont nécessaires, et dont ne rendent pas compte les troubles cérébraux survenant tardivement.

Dans l'observation citée plus haut, de M. Gubler (1), la mort est survenue après cessation complète du délire, et l'autopsie n'a rien montré au cerveau, preuve qu'il faut rechercher ailleurs la cause de la gravité de la maladie. M. Vigla (2) a bien appelé l'attention sur le rhumatisme ataxique, mais il s'est borné à constater qu'il peut exister des symptômes ataxiques dans le rhumatisme, et il n'a pas poussé plus loin cette investigation.

Cette étude pathogénique présente assurément bien des lacunes, et je le sens moi-même. Nous voyons dans la chorée une névrose liée au rhumatisme, et M. Germain Sée (3) a montré qu'il y avait danger à supprimer trop rapidement les manifestations articulaires par un traitement local. Mais, à côté de ces notions, nous ne pouvons oublier que le délire est un symptôme commun à divers états pathologiques ; plusieurs de ces états peuvent exister dans le rhumatisme ; c'est du moins ce que j'ai cherché à montrer.

CHAPITRE V.

VALEUR PRONOSTIQUE TIRÉE DE LA CONNAISSANCE DES CONDITIONS DE DÉVELOPPEMENT, ET DE LA NATURE DU DÉLIRE. INDICATIONS THÉRAPEUTIQUES.

Les développements dans lesquels je suis entré précédemmment, me permettent d'être bref dans ce chapitre. Le diagnostic, lorsque se montre le délire, doit porter sur les causes probables de ce symptôme. Malheureusement un tel diagnostic est difficile à établir avec précision, ce qui fait que le pronostic doit toujours être réservé.

(1) Obs. XVIII.
(2) Gazette des hôpitaux, 1867.
(3) Union médicale, 1857.

La céphalalgie se rencontre fréquemment dans le cas de méningite, et reste un symptôme rare dans les autres circonstances. Elle est accompagnée de l'accélération du pouls ; c'est du moins ce que semble me montrer l'ensemble des observations que j'ai pu rassembler. Le strabisme est rarement indiqué ; les vomissements le sont plus souvent ; les mouvements convulsifs sont assez fréquents. Ces signes sont loin d'avoir une valeur absolue ; on les rencontre rarement réunis, et ils peuvent exister isolés, sans qu'à l'autopsie on trouve une méningite. Ils fournissent toutefois des éléments de diagnotic.

Le pronostic, dans les cas où l'on peut supposer une méningite, est des plus graves : quelle que soit la cause, l'inflammation des méninges est chez l'adulte à peu près fatale.

L'accélération du pouls, l'élévation de la température, des sueurs profuses coïncidant avec des manifestations articulaires d'une intensité médiocre, ou persistant malgré une amélioration apparente du côté des articulations, indiquent un ensemble symptomatique des plus graves. Le délire, dans ces conditions, indique non pas seulement une congestion cérébrale plus ou moins intense, mais une sorte de caractère infectieux de la maladie. La diffluence du sang est un signe de même ordre.

La dyspnée coïncidant avec le délire, l'accélération du pouls, et l'élévation de température indiquent une mort prochaine, lorsque rien, du côté du cœur ou des plèvres ne vient rendre compte des accidents, car on a un indice de congestions viscérales se généralisant.

Le coma, ou les convulsions, succédant au délire, entraînent un pronostic à peu près fatal. Néanmoins, cette assertion n'est pas absolue, et je puis citer ici l'observation suivante, dans laquelle la guérison a été obtenue, quoique le malade ait eu du délire suivi de coma.

OBSERVATION XXIV (1).

R. Mathieu, âgé de 36 ans, maçon, entre le 6 novembre 1865, salle Saint-Jean, n° 45.

Cet homme, d'une forte constitution, jouissant généralement d'une bonne santé, n'ayant jamais eu de rhumatisme, et ne sachant pas s'il existe de rhumatisme dans sa famille, raconte que le 26 octobre dernier, après un refroidissement subit, il a ressenti de violentes douleurs dans les genoux, les coudes, les épaules; il est obligé de se mettre au lit, et ses douleurs sont telles qu'il ne peut exécuter aucun mouvement. En même temps il avait, nous dit-il, une fièvre excessive. Son corps était recouvert d'une sueur abondante : il mouillait cinq ou six chemises par jour. Il se décide à venir à l'Hôtel-Dieu, où il est admis le 6 novembre.

Le 7. M. Trousseau constate la présence d'une éruption abondante, très-confluente, existant sur tout le corps, mais principalement sur le tronc, les membres supérieurs. Cette éruption est constituée par de petites vésicules saillantes, donnant au toucher la sensation de rugosités, vésicules entourées à leur base d'un cercle rouge. Le sommet est acuminé, blanchâtre, en un mot, on a tous les caractères de l'éruption miliaire. La peau est chaude, recouverte d'une sueur abondante, fétide; le pouls est plein, fort, vibrant, régulier : 104 pulsations. Les articulations des genoux, des poignets, des coudes, sont douloureuses à la pression et par le plus léger mouvement. La peau, à leur niveau, présente une coloration rosée manifeste, disparaissant par la pression; les articulations sont légèrement tuméfiées, toutefois on ne peut constater s'il existe dans leur intérieur un peu plus de liquide qu'à l'état normal, car la recherche en est trop douloureuse. M. Trousseau examine, comme il le fait toujours, si les bourses séreuses sous-cutanées, si les gaînes synoviales sont rouges, tuméfiées, douloureuses, et il lui est facile de constater que les bourses séreuses situées à la face externe des deux trochanters sont tuméfiées et sont le siége d'une excessive douleur.

Les bruits du cœur sont normaux, clairs, assez vibrants. La matité précordiale n'est pas augmentée; elle mesure 4 centimètres environ dans son diamètre vertical; la pointe bat dans le cinquième espace intercostal.

Du côté des organes respiratoires, le murmure vésiculaire s'entend très-bien. Il n'existe aucun bruit anormal. Les urines sont assez colorées, rouges; elles ne contiennent aucun principe anormal, albumine ou sucre. L'intelligence est nette : le malade répond très-bien aux questions qu'on lui adresse. Il est en proie depuis le début de sa maladie à une insomnie qui le fatigue beaucoup.

La langue présente au centre un léger enduit blanchâtre; elle est rouge à la pointe et sur les bords. Du reste, le malade n'a ni nausées ni vomisse-

(1) Martineau. Gazette des hôpitaux, 1866.

ments; il dit même qu'il a de l'appétit : il voudrait manger. Depuis trois jours il a de la constipation.

Traitement : sulfate de quinine, 1 gramme.

Le 8. Le malade est abattu, somnolent; il répond lentement et avec beaucoup de difficulté; on a beaucoup de peine à le tirer de sa torpeur, et, quand on est parvenu à avoir une ou deux réponses, il y retombe aussitôt. Il éprouve une violente céphalalgie frontale. Les paupières sont fermées, chassieuses. Les pupilles jouissent de tous leurs mouvements, elles sont égales. Le nez est effilé, les narines pulvérulentes; la langue conserve son humidité; elle est recouverte d'un enduit blanchâtre peu épais. La peau est chaude; la transpiration a disparu. Le pouls est régulier, plus vibrant : 120 pulsations. Les articulations sont dans le même état qu'hier : elles sont tout aussi douloureuses; leur compression arrache des plaintes au malade; les urines ne contiennent aucun principe anormal. Rien du côté du cœur et du côté des poumons. La constipation persiste. Pas de nausées ni de vomissements.

Dans la nuit du 7 au 8, le malade a eu du délire; à tout moment il voulait se lever, et criait tellement qu'il a empêché tous les autres malades de dormir. Ce n'est que vers quatre heures du matin qu'au délire a succédé le coma, ou plutôt cette somnolence que nous constatons.

Traitement : potion avec musc, 0 gr. 40.

Le soir, le malade est toujours dans le même état, le coma est même plus prononcé que le matin.

Le 9. La nuit, à certains moments, le malade a présenté de l'agitation; il parlait seul, il prononçait des mots sans suite. Cet état durait quelques instants, puis au délire succédait le coma.

Le matin, à la visite, le coma est très-prononcé : le malade répond à peine aux questions. Même état du côté des articulations et des autres organes : Rien de nouveau.

Pas de vomissements, pas de convulsions. La constipation persiste, malgré un purgatif donné hier soir. Il urine dans son lit. — Même traitement.

Le soir, le coma est moins prononcé : le malade répond mieux aux questions. Quand on exerce une légère pression au niveau des articulations, il se plaint qu'on lui fait mal. Le pouls est toujours plein, vibrant, 104 pulsations, Rien du côté du cœur et des poumons. — Même traitement.

Le 10. La nuit a été tranquille : le malade a un peu dormi. Le matin, le coma n'existe plus : le malade conserve un peu d'hébétude. Les articulations sont toujours très-douloureuses; les battements du cœur sont normaux. La matité précordiale est toujours normale; mais à l'auscultation, on entend un bruit de frou-frou, de frôlement couvrant les deux temps du cœur. Ce bruit péricardique s'entend dans toute la région cardiaque : en aucun point on ne peut saisir un maximum d'intensité. Il paraît plus fort lorsque le malade est assis que lorsqu'il est dans le décubitus dorsal. En outre, à la base on entend un bruit assez rude de râpe, couvrant le premier bruit du cœur, *et* se prolongeant le long de l'aorte. Le pouls est faible, dépressible

108 pulsations. Pas de douleur au niveau du cœur. Rien dans la poitrine; rien du côté du tube digestif: le malade est allé hier à la selle.

Même traitement. De plus, 6 ventouses scarifiées au niveau de la région précordiale.

Le 11. L'intelligence est complétement revenue : pas de délire, pas de somnolence, pas de céphalalgie.

Cœur. La percussion de la région du cœur permet de constater une augmentation dans la matité. Cette matité mesure verticalement 11 centimètres et demi. La pointe du cœur bat près de l'appendice xiphoïde, au niveau du cinquième espace intercostal. A la base du cœur le frottement péricardique est beaucoup plus accusé qu'hier; il est tel qu'il est bien difficile de saisir les bruits cardiaques. Dans l'aorte, bruit de souffle rude coïncidant avec la pulsation radiale. Pouls parfois irrégulier : 100 pulsations. Pas de douleur péricardique. La pression de la région cardiaque ne révèle l'existence d'aucune douleur. L'articulation du coude et celle du poignet droits sont moins tuméfiées, moins douloureuses; celles du membre supérieur gauche restent toujours dans le même état, ainsi que celles des genoux. Aujourd'hui le malade accuse une violente douleur dans l'épaule droite. La bourse synoviale trochantérienne n'est plus douloureuse ni tuméfiée.

Rien dans la poitrine.

Traitement : sulfate de quinine, 1 gr.; bouillons et potages.

Le 14. Le frottement péricardique s'étend dans toute la région du cœur. Toutefois, il semble que vers le quatrième espace intercostal, il est beaucoup plus accusé, plus fort qu'à la base et à la pointe : les bruits du cœur s'entendent très-bien, et malgré le bruit de frottement péricardique, on entend le bruit de souffle rude, de râpe, couvrant le premier bruit à la base du cœur, et se prolongeant le long de l'aorte. Le pouls est assez plein, régulier, 90 pulsations.

Aujourd'hui, la respiration paraît plus gênée que ces jours derniers. A l'auscultation en arrière on constate un souffle assez doux, lointain, existant dans la moitié inférieure des deux côtés du thorax; en même temps la voix est chevrotante; il existe de l'égophonie; la percussion révèle une matité existant dans cette moitié inférieure ; en outre, il y a absence complète de vibrations thoraciques. L'expectoration est nulle : du reste, absence complète de râles.

Le malade présente encore un nouveau phénomène : il ne peut uriner. La vessie est augmentée de volume. On le sonde, et on retire un demi-litre d'urine. De même il existe de la constipation. Du reste, le malade n'accuse aucune douleur le long de la colonne vertébrale; il peut mouvoir ses membres inférieurs. Les douleurs articulaires ont complétement disparu, excepté dans le membre supérieur gauche, où l'articulation du coude et l'articulation scapulo-humérale sont seules le siége de douleurs assez vives.

Traitement : sulfate de quinine, 1 gr.; bouillon.

Le soir. Même état. Je sonde le malade; je retire de la vessie un litre d'urine.

Le 16. On est toujours obligé de sonder le malade matin et soir. L'intelligence est complétement revenue; l'éruption a disparu. Pouls, 92.

Le frottement péricardique est moins prononcé, que le malade soit sur son séant ou dans le décubitus.

Les bruits du cœur s'entendent avec plus de netteté.

Le bruit de souffle qui couvrait le premier temps à la base est moins accusé, moins rude; il se prolonge toujours le long de l'aorte.

Dans la poitrine, le souffle et l'égophonie ont disparu à droite; mais il existe un bruit de frottement, de frou-frou manifeste, s'entendant pendant l'inspiration et l'expiration. A gauche, de même le souffle et l'égophonie ont disparu; on constate la présence, dans la moitié inférieure, de râles humides sous-crépitants, plus vibrants, plus sonores que les râles sous-crépitants ordinaires, et que pour cette raison M. Trousseau désigne sous le nom de râles bronchophoniques.

Même état du côté des articulations.

Traitement : sulfate de quinine, 1 gr.; bouillons, potages.

Le 21. Hier soir, le malade a uriné tout seul.

Depuis, on n'a plus besoin de le sonder.

Les phénomènes morbides, qui existaient du côté du cœur et du côté des organes thoraciques, ont complétement disparu. Le malade accuse encore quelques légères douleurs dans le membre supérieur gauche. La peau est fraîche; il n'y a plus de fièvre; le pouls est régulier, assez plein, 76 pulsations. On continue pendant quelques jours le sulfate de quinine à la dose d'un gramme. Le malade quitte l'hôpital pour aller à l'asile de convalescence de Vincennes dans les premiers jours de décembre.

Le pronostic est moins grave lorsque le délire survient rapidement, et avec des symptômes généraux peu marqués, précédant son apparition. Dans une partie des observations, où la guérison est survenue, le pouls ne dépassait pas 80 à 100 pulsations.

L'alcoolisme sera soupçonné surtout par les antécédents du malade; mais le pronostic devra, dans de pareils cas, être réservé. Le délire alcoolique est toujours grave dans une maladie aiguë, car il dénote une intoxication. Toutefois, le traitement pourra souvent modifier les accidents.

Ces indications sont malheureusement fort insuffisantes. Dans l'état actuel de la science, il est difficile de porter un pronostic absolu. Certaines circonstances antérieures pourront faire prévoir une issue heureuse. Mais un fait surtout doit soutenir le médecin : c'est qu'on a vu la guérison survenir alors que le malade paraissait être dans un état désespéré. Cette connaissance nous donne le devoir de lutter toujours contre le mal, alors que souvent, hélas, nos efforts seront vains.

Examinons maintenant les indications thérapeutiques qui ressortent de cette étude.

Un traitement réellement utile ne doit pas être dirigé contre les symptômes, mais contre la cause des accidents. Or, nous venons de voir quelle obscurité enveloppe la pathogénie du délire dans le rhumatisme.

Les révulsifs, les évacuants, les émissions sanguines, les mercuriaux sont évidemment indiqués, si l'on suppose une méningite ; mais déjà, il sera peut-être bien tard pour agir lorsque le délire sera survenu.

Dans les cas où, sans que les symptômes locaux puissent rendre compte des phénomènes généraux, l'intensité de la fièvre et l'élévation de la température font reconnaître une marche anormale, la thérapeutique est bien pauvre en moyens réellement utiles. Les émissions sanguines ne paraissent pas avoir rendu de grands services. Toutes les médications, sauf peut-être les antispasmodiques et les narcotiques, ont échoué.

Mais lorsque le délire survient chez un individu soupçonné d'alcoolisme, l'opium est évidemment la grande indication. Il a donné dans ce cas des succès réellement remarquables.

Le chloral peut, dans quelques circonstances, rendre des services. Je ne vois son emploi noté que dans l'observation suivante :

OBSERVATION XXV (1).

Rhumatisme aigu avec phénomènes articulaires, cardiaques, choréiques et cérébraux (recueillie par M. Picot, interne des hôpitaux).

Le 8 février 1870, entre à l'Hôtel-Dieu, salle Sainte-Madeleine, n° 24, le nommé Th. Valery, âgé de 18 ans et demi, garçon d'hôtel, originaire du département de l'Yonne. Il n'est établi à Paris que depuis deux à trois mois;

(1) Gazette des hôpitaux, 1870.

il vient à l'hôpital pour des douleurs articulaires. Il est examiné le 7 au matin par M. Fauvel. Il raconte qu'après s'être exposé au froid, il a été pris, il y a huit jours, dans le genou gauche, d'une douleur qui a passé au pied droit : ces douleurs ne paraissent pas très-vives, mais s'accompagnent de tuméfaction, surtout dans un des genoux ; dans les membres supérieurs, on ne trouve ni douleur, ni tuméfaction, mais on constate, en revanche, qu'ils sont agités de mouvements choréiques ; le malade ne peut les maintenir en place, et, pendant qu'on l'examine, il les plie et les agite sans cesse. Ces mouvements ont débuté, à son dire, dans les deux bras, l'avant-veille.

7 février. A l'auscultation, on ne trouve aucun signe d'épanchement dans la plèvre, mais on entend au cœur un double bruit de souffle, l'un au premier temps, avec maximum à la pointe; l'autre au deuxième, avec maximum à la base; la matité précordiale n'est pas augmentée, pas de bruit de frottement dans le péricarde; les bruits anormaux paraissent être simplement valvulaires.

Comme état général, le pouls est fréquent, les urines très-rouges et sédimenteuses, ne contenant pas d'albumine, la langue saburrale. Le malade raconte qu'il a déjà eu, à l'âge de 5 à 6 ans, une attaque de rhumatisme, mais il n'a aucun souvenir d'avoir eu en même temps de la chorée. Il n'en a non plus jamais eu depuis ; il a du reste été toujours d'une bonne santé, n'a eu ni rougeole, ni fièvre typhoïde ; on se porte bien dans sa famille ; personne, à sa connaissance, n'y est ni rhumatisant, ni sujet à des accidents nerveux.

En présence des phénomènes généraux de gastricisme présentés par le malade, M. Fauvel prescrit simplement un éméto-cathartique : émétique 0 gr. 05; sulfate de soude 30 gr., et un vésicatoire à la région précordiale.

Le 10 février au matin, on trouve le malade, dont l'intelligence avait été jusqu'ici complète, en proie à un délire violent : les pupilles sont dilatées ; le ouls à 120, l'agitation vive, la peau marbrée ; la respiration se fait mal, le diaphragme se contracte peu ; il y a évidemment une complication cérébrale qui s'annonce de la façon la plus grave.

M. Fauvel prescrit : poudre de digitale 0gr.15, calomel 0gr.40 à prendre en huit fois dans les vingt-quatre heures ; une potion avec 3 gr. de valérianate d'ammoniaque crist., et des frictions d'onguent mercuriel sur le cuir chevelu rasé,

Le soir, même état, mouvements désordonnés du bras droit.

11 février. La nuit a été plus calme ; le malade a été purgé par les poudres, mais a rendu les matières dans son lit. Cependant l'intelligence paraît un peu revenue; les mouvements choréiques persistent : pouls 108 ; mêmes prescriptions que la veille. Le soir, ce malade est de nouveau dans le délire.

12 février. Amélioration ; le mouvement fébrile s'est apaisé. Le pouls n'est plus qu'à 96, mais les mouvements choréiques des membres supérieurs ont plutôt augmenté. On constate une légère éruption vésiculeuse, limitée à la

face. On suspend l'usage du calomel, et on continue les frictions mercurielles sur la tête.

Le 13, la fièvre est presque entièrement tombée (pouls 80 le matin, 84 le soir); l'éruption de la veille n'a pris aucun caractère; mais l'intelligence ne paraît pas encore complète, la face est grimaçante.

Le 14, le malade est plus calme, les mouvements choréiques ont diminué; pouls 88; les douleurs articulaires aux membres inférieurs sont peu intenses, on entend toujours 2 bruits de souffle au cœur; celui d'insuffisance aortique est surtout marqué, l'autre est un peu présystolique.

Le 15, pas de délire ni de mouvements choréiques; mais la main droite vient d'être prise de douleurs rhumatismales; elle est tuméfiée; on supprime les frictions mercurielles sur la tête.

Le 18, le gonflement de la main a reparu, mais le malade a été repris dans la nuit d'un délire violent. Le pouls à 92, les mouvements choréiques ont reparu : on revient aux frictions mercurielles, et le malade prend 0 gr. 30 centigr. de calomel en trois fois, et 3 gr. de sirop de chloral.

Le 19, même état, délire, grimaces, agitation des membres supérieurs, pupilles dilatées; on a dû attacher le malade. M. Fauvel prescrit 10 gr. d'eau-de-vie allemande. Le soir, le délire persiste. (Pouls, 100).

Le 20, le malade a été purgé convenablement; le ventre n'est plus ballonné; intelligence plus libre, pupilles moins dilatées; (pouls 88); mais les mouvements choréiques persistent dans les muscles de la face et les membres supérieurs; la main droite est encore un peu douloureuse. On continue le chloral et les frictions. Le soir, pouls 84.

Le 21, la douleur de la main a disparu, l'amélioration continue; pouls 84 matin et soir.

Le 22, on supprime les frictions et on continue l'usage du chloral. Encore quelques douleurs dans les membres inférieurs et d'agitation dans les supérieurs.

Le 23, le malade est encore repris de délire (pouls 88) ; lavement purgatif. La dose de sirop de chloral est portée à 4 gr.

Le 25, le malade est plus calme; il y a cependant encore un peu d'agitation; le cerveau ne paraît pas complétement libre. M. Fauvel supprime le chloral et prescrit 3 pilules purgatives suivant la formule Alvès : scammonée et calomel 0 gr. 05 de chaque. Le même traitement est continué les jours suivants, l'intelligence redevient complète, les accidents choréiques cessent; ils sont entièrement disparus le 3 mars, et le malade entre en convalescence ; il est guéri de son rhumatisme, mais on entend toujours au cœur un bruit d'insuffisance aortique que le malade conservera probablement toujours.

Je me borne ici à poser ces quelques indications. Un grand nombre d'autres médications ont été proposées et employées quelquefois avec succès. On a vu plus haut le bain chaud prolongé. On a cité un cas de guérison par l'hydrothérapie (1). L'observation qui mentionne ce fait est trop incomplète pour nous édifier suffisamment. Les affusions froides ont pu, dans la scarlatine, sauver les malades; et il est possible qu'elles aient une action salutaire dans le rhumatisme articulaire, avec accidents cérébraux. Toutefois, il faut une certaine audace pour les employer dans une maladie où les complications viscérales sont à peu près constantes. Je ne reviendrai pas sur la vieille querelle du sulfate de quinine opposé aux émissions sanguines; la question paraît aujourd'hui trop bien jugée pour qu'il soit utile de m'y arrêter, et j'ai hâte de passer à l'étude d'une autre forme du délire chez les rhumatisants, la folie dite rhumatismale.

CHAPITRE VI.

DE LA FOLIE DANS LE RHUMATISME ARTICULAIRE.

Le délire dans le rhumatisme articulaire, ainsi que nous l'avons vu plus haut, peut présenter le type vésanique, et j'ai tenu à exposer séparément les faits qui se rapportent à la *folie dite rhumatismale,* parce qu'ils donnent lieu à des considérations toutes spéciales. Je dois, tout d'abord, mettre en évidence un fait, c'est le peu de gravité du pronostic dans ces cas. Sur 22 observations rapportées à la *folie rhumatismale,* je ne vois que 3 décès, et encore ces trois observations, tirées d'auteurs anglais, sont-elles loin d'être des faits bien constatés.

La folie, dans le rhumatisme, est en outre assez rare pour que j'entre dans quelques détails à ce sujet.

M. Mesnet, en France, est un des premiers qui aient signalé cette forme du délire, dans le cours du rhumatisme. C'est à

(1) Société médicale des hôpitaux, 1857, 22 avril.

ce titre surtout que l'observation, publiée par M. Mesnet, est intéressante.

OBSERVATION XXVI (1).

M. A..., âgé de 23 ans, célibataire. Ce jeune homme, d'une constitution assez bonne, d'un tempérament nerveux, n'a jamais eu de grandes maladies, si ce n'est, dans son enfance, une fièvre continue, sur la nature de laquelle nous n'avons pas de renseignements précis. Il a reçu une éducation distinguée, il a eu des succès dans ses études, et s'est montré, depuis sa sortie du collége, un homme intelligent et actif. D'un caractère facile, il avait des amis, et a vécu avec eux dans des rapports intimes. Il a toujours témoigné beaucoup d'affection à sa famille.

Aucun de ses ascendants n'a été atteint d'aliénation mentale.

Il y a quatre mois, M. A... perdit 4,000 fr. dans de fausses spéculations : c'était, pour ce jeune homme, une somme importante. Il en fut d'autant plus affecté qu'il n'en voulait rien dire à son père. Désireux de remplir des engagements qu'il avait contractés, il dut, après bien des hésitations, se décider à le lui avouer. Son père répondit pour lui. Tiré d'embarras, M. A... resta moins gai, il sortait peu et se livrait à des travaux excessivement sérieux. Il avait conçu le projet d'une vaste entreprise qui ne put réussir, et ce fut pour lui la cause d'une vive contrariété.

A cette époque, M. A... se livrait avec excès au coït; il était affaibli, mais rien cependant n'était changé dans ses relations habituelles de famille ou de société.

Dans les premiers jours de février survint un violent point de côté à gauche. Le traitement fut sans résultat. L'état du malade s'aggrava bientôt; il eut des douleurs vives dans les genoux, puis dans les lombes. La marche devint très-difficile, et cependant M. A... ne restait au lit qu'avec la plus grande répugnance.

D'autres accidents survinrent : cette fois, les facultés intellectuelles furent atteintes. M. A... restait des heures entières comme absorbé dans une méditation profonde. Il était complétement étranger à ce qui se passait autour de lui. Si on le questionnait, ses réponses étaient lentes; il semblait chercher les mots, laissait souvent ses phrases inachevées. On ne tarda pas à s'apercevoir du changement de caractère. Il était devenu inquiet, soupçonneux, très-irascible, et l'on put remarquer de la façon la plus évidente que, quand l'intelligence présentait de semblables désordres, les douleurs articulaires, ou bien n'existaient plus, ou au moins étaient considérablement diminuées. A cette époque, on reconnut l'existence d'une pleurésie à gauche, remontant jusqu'au tiers moyen de l'omoplate. Quinze jours se passèrent avec des périodes de rémission, puis d'exacerbation se succédant avec régularité. Les jours où existait le délire, M. A... avait des hallucinations de l'ouïe et de la vue. Il se croyait entouré d'espions, et un jour, il s'emporta violemment

(1) Arch. méd., 1856, vol. II.

contre un de ses amis qu'il accusait de le trahir. Le malade avait été soigné par M. Masson. MM. Andral et Lasègue avaient été mandés en consultation, et ce dernier a bien voulu, à plusieurs reprises, conférer sur la direction du traitement. Je vis le malade le lendemain pour la première fois avec M. le Dr Archambault.

Il était dans un état d'animation extrême ; la marche était vacillante, les forces tellement diminuées qu'il se soutenait à peine. Il avait alors une douleur vive dans l'articulation scapulo-humérale gauche. Je l'interrogeai ; il se rendait peu compte de son état ; les paroles venaient lentement, les réponses se faisaient attendre et semblaient nécessiter de grands efforts d'imagination.

Le 1er mars, pendant la journée, M. A... se leva et se coucha plusieurs fois. Il devait souffrir dans l'épaule gauche. Pendant la nuit, il dormit très-peu et voulut encore se lever. Il n'écoutait aucune observation, et semblait vivement contrarié qu'on s'opposât à sa volonté.

Le 2, même état ; douleur dans l'épaule et dans le cou ; l'épanchement était en voie de résolution.

Le 3, pas de douleurs articulaires, agitation et hallucinations de l'ouïe et de la vue. Il entend la voix de son père, il croit qu'on l'assassine à cause de lui.

Le 4, un peu plus de calme ; douleur vive dans le genou gauche.

Le 5, délire violent. Pouls fréquent, plutôt nerveux que fébrile. La douleur est presque entièrement disparue dans le genou. Hallucinations de l'ouïe et de la vue. Le malade se croit dans un bain de feu.

Potion avec extrait thébaïque 0 gr. 10.

Le 6, même état. Agitation violente avec cris pendant la nuit. Le malade voit des serpents ramper autour de lui. Pendant la journée, il crie qu'il brûle, il a dans les membres des mouvements choréiformes. Le genou gauche est plus sensible à la pression ; un peu de rougeur par traînées, au niveau de l'articulation fémoro-tibiale et tibio-tarsienne. Bouillons froids. Bain de deux heures. Potion avec sulfate de quinine 0 gr. 40 centigr. Vésicatoire au genou gauche.

Le 7, le bain a produit un état de calme qui a duré deux heures environ. Les mouvements choréiques n'ont point cessé ; cependant ils sont moins violents et se montrent surtout du côté droit ; à gauche, ils sont moins étendus. Ces mouvements reparaissent vers dix heures du soir avec leur intensité première : ce sont des contractions musculaires surtout évidentes dan le bras droit qui s'étend et se fléchit rapidement : la main s'ouvre et se ferme tour à tour. Le malade chiffonne son drap, sa chemise, arrange et dérange constamment ses cheveux. Il s'assied parfois sur son lit, puis se rejette vivement sur son oreiller. Les traits sont tirés, les yeux profondément excavés. Le même désordre se remarque du côté de l'intelligence ; il y a des hallucinations de l'ouïe et de la vue. Le pouls varie de rhythme à plusieurs reprises Tantôt il est à 70 puls. 80, puis, vers le matin, il est à 104.

Potion : Sulfate de quinine 0 gr. 60 centigr., extr. thébaïque 0 gr. 10. Bouillon et potage. Un bain de deux heures.

Le 8, pas de sommeil pendant la nuit. Agitation et inquiétude extrêmes. Le bain n'a produit qu'un calme momentané. Le pouls est à 80 ; la face est pâle, la parole brève, saccadée, la déglutition convulsive. Il y a un tel désordre dans l'intelligence et dans les mouvements, une telle excitation nerveuse que l'état du malade inspire des craintes sérieuses.

Même traitement : on insiste sur l'alimentation.

Le 9. Trois heures de calme après le bain. Vers minuit, les mouvements choréiques reprennent leur intensité. Vers le matin, il y a un peu de rémission dans les phénomènes nerveux. A plusieurs reprises, le malade reste quelques instants dans un état de demi-sommeil. Le pouls se soutient à 80. L'intelligence, encore profondément troublée, nous semble pourtant un peu plus nette; on peut obtenir quelques réponses. Le reste de la journée est un peu plus calme, les mouvements sont moins étendus, quoique incessants. Ils sont, jusqu'à un certain point, réprimés par la volonté du malade, mais ils ne tardent pas à reprendre leur irrégularité; ils prédominent toujours à droite.

Potion, sulfate de quinine 1 gr. Extrait thébaïque 0,10 centigr. Bain sulfureux, bouillons, potages. Un peu de blanc de poulet.

Le 10. Mieux sensible. L'intelligence est moins profondément troublée; les mouvements choréiques sont moins marqués. Il existe un gonflement notable, avec douleur à la face dorsale de la main gauche. Le pouls s'est ralenti; à huit heures du matin il est à 68. On continue l'alimentation. A quatre heures du soir, on donne un bain sulfureux; il produit un état de calme presque complet, sans mouvements choréiques, jusqu'à huit heures du soir. A ce moment le pouls était large, résistant et irrégulier (14, 16, 14, 15). A onze heures un peu d'agitation; les mouvements choréiques reparaissent. (Potion sulfate de quinine 1 gr.). A minuit calme et somnolence; pouls avec le même caractère.

Le 11. La nuit a été plus calme que les précédentes; la somnolence persiste dans la matinée; le pouls conserve son irrégularité. Bien que l'état général du malade soit plus satisfaisant, l'expression de la physionomie est moins bonne. La face est pâle, les yeux sont profondément excavés. L'intelligence est un peu moins active qu'hier, les réponses sont plus lentes, et il faut répéter plusieurs fois la même question. Le malade dort quelques instants, puis se réveille pour s'endormir encore, sans paraître toutefois tourmenté par des rêves pénibles. Le gonflement de la main a disparu.

On suspend le sulfate de quinine; on insiste sur l'alimentation. 100 gram. de vin de quinquina. Un bain sulfureux.

Le 12. La nuit a été calme; deux heures de sommeil. Le pouls est régulier (68); il a de l'ampleur, la chaleur de la peau est douce. La face a une expression meilleure. L'intelligence est plus nette, les réponses sont plus précises. Il y a quelques chose d'affectueux même dans les paroles du malade. Il se laisse ausculter sans répugnance, et nous constatons que le murmure vésiculaire s'entend presque jusqu'à la base du poumon gauche. La sonorité est seulement obscure dans une hauteur de 10 cent. environ. Les mouvements choréiques existent toujours, mais il n'y a ni hallucination, ni agitation dans le reste de la journée. Même régime que la veille, viandes blanches, limonade vineuse, 1 lavement purgatif.

Le 13. L'état d'amélioration se maintient. Le pouls est irrégulier à 70. Le malade a de l'appétit; il mange avec plaisir. L'intelligence est assez nette; les réponses sont un peu lentes mais justes. Cependant M. A...., n'a pas conscience de son état. Il manifeste le désir de reprendre bientôt sa vie active. Il voudrait se lever. On l'engage à ne pas sortir de son lit; il s'y soumet volontiers. Aujourd'hui quelques douleurs vagues dans l'articulation coxo-fémorale, et dans l'épaule droite. Persistance des mouvements choréiques. — Même régime.

Le 15, même état. Les mouvements choréiques existent toujours à droite. Quelques douleurs vagues sans gonflement articulaire dans l'épaule droite, le genou et le pied gauches.

Le 17. Un peu d'agitation. Le malade est inquiet; il insiste pour se lever, et se croit assez fort pour reprendre ses travaux. Les observations l'irritent; ses réponses sont lentes, les phrases restent la plupart du temps inachevées. La physionomie, sans avoir une expression d'hébétude, est moins intelligente que les deux jours précédents. Le pouls est irrégulier, peu fréquent (64). Les fonctions digestives s'accomplissent bien; seulement un peu de constipation. Les mouvements choréiques sont très-prononcés à droite; à gauche un peu d'indécision.

Lavement purgatif; bain sulfureux; alimentation comme les jours précédents.

Le 19. Beaucoup plus calme. L'intelligence est assez nette : lenteur dans les réponses, il est vrai, cependant elles sont justes; pas de douleurs articulaires. Persistance des mouvements choréiques.

Le 21. Eruption de furoncles en petit nombre, toutefois l'état général est bon, bien que persiste un profond amaigrissement. L'auscultation des vaisseaux du cou révèle un bruit de souffle, qu'on retrouve à la base du cœur, au premier temps. L'intelligence est encore troublée; il y a de l'indécision, de l'incertitude dans les idées du malade. Le regard est souvent fixé: même lenteur dans les réponses

Sous-carbonate de fer 1 gr., rhubarbe 0,30 centigr.

Le 26. Même état général. Les mouvements persistent encore dans le côté droit. L'intelligence est encore lente : il y a chez le malade une susceptibilité extrême; des pleurs sans motif. Il n'a pas conscience de son état de faiblesse, et ne conserve pas le moindre souvenir de ce qu'il était, il y a quelques jours. Le sommeil est revenu. Le malade se lève, se promène dans le jardin.

Deux fois il s'est levé pendant une des nuits précédentes, comme poussé par une idée qui le force à sortir de son lit; il paraissait inquiet, et venait auprès du domestique chargé de le veiller. On lui donne le soir une pilule d'extrait thébaïque à 0,05 centigr. On continue la médication ferrugineuse.

Le 30. Les mouvements choréiques sont à peine appréciables dans le côté droit; rien à gauche; pas de douleurs articulaires. Appétit très-bon, fonctions digestives régulières. Une première visite est faite au malade par son frère; il la supporte assez bien.

Le soir, un peu d'accélération du pouls, sans délire.

La nuit est bonne; le 31, tout symptôme fébrile avait disparu.

1er avril. L'embonpoint et les forces reviennent peu à peu. En même temps, l'intelligence devient chaque jour plus nette. Le malade est affectueux avec les personnes qui l'entourent; il parle sans hésitation, il écrit à ses frères, à sa mère, il peut lire quelques pages, sans se fatiguer. Il n'a plus de mouvements choréiques dans le côté droit. Il peut, en un mot, être considéré comme guéri.

Le 15. L'état du malade est des plus satisfaisants; la convalescence n'a été, jusqu'à ce jour, troublée par aucun accident. M. A... reçoit des visites de sa famille; il reprend sa gaîté, son entrain habituels; les forces sont complétement revenues. Aucun trouble intellectuel ne s'est manifesté depuis huit jours : la guérison est parfaitement établie.

Nous voyons les troubles cérébraux survenir chez un jeune homme, dont l'intelligence était troublée par des préoccupations vives d'ordre moral. Des manifestations rhumatismales sont l'occasion d'accidents cérébraux.

L'année suivante, M. Delioux publiait également, dans les *Archives de médecine*, une observation de mélancolie survenant dans la convalescence d'un rhumatisme articulaire.

OBSERVATION XXVII (1).

Alexandre B..., soldat d'un régiment d'infanterie de marine, né dans l'un des départements de la Normandie, âgé de 21 ans, cheveux blonds, peau blanche, teint rosé, bonne constitution, caractère doux et facile, entre à l'hôpital de Brest, le 17 novembre 1856. Son billet d'entrée porte : fièvre muqueuse.

Il fournit les renseignements suivants :

Il est malade depuis deux jours, il a eu des vomissements au début, puis de la céphalalgie, des douleurs non caractérisées dans les lombes et les membres inférieurs. Nul éclaircissement sur la source étiologique ne peut être obtenu.

Le 17 novembre, visite du soir. Mouvement fébrile médiocre. Langue humide et blanche; sentiment de lassitude générale; douleurs vagues dans les membres, lesquelles n'offrent aucune détermination précise, ne s'accompagnent d'aucune modification de forme ou de couleur aux plis articulaires, ne sont point imputées à un état rhumatique. La céphalalgie persiste, moins forte toutefois que dans les premières heures de la maladie. Consti-

(1) Arch. méd., 1857, vol. I.

pation sans endolorissement abdominal. — Orge miellé. Lavement émollient.

Le 18, le malade est sans fièvre; son mal de tête a diminué; il accuse quelques douleurs abdominales sans gargouillement intestinal. Le lavement n'a pas amené de garde-robe. Même prescription que la veille, plus, des cataplasmes émollients sur l'abdomen.

Le 19, pas de fièvre. La veille, les douleurs des membres étaient à peine accusées; aujourd'hui il s'en manifeste quelques-unes un peu plus vives à la région sacrée et le long de la face externe du membre inférieur gauche. La constipation persiste, mais il est survenu du gargouillement dans la fosse iliaque droite (Potion purgative au tartrate de soude, 30 gr.). La persistance des douleurs signalées plus haut est attribuée à un rhumatisme fibreux ou musculaire, léger et sans gravité, et que l'on croit suffisant d'attaquer par des frictions d'alcool camphré. Il n'y a plus de céphalalgie.

Le 20, le purgatif n'a produit ni coliques, ni évacuations alvines. La maladie a pris une tournure décisive. Il s'est déclaré de la fièvre et des douleurs intenses, avec tuméfaction considérable dans les articulations des genoux et des pieds, surtout du côté droit. En un mot, une attaque de rhumatisme articulaire aigu est positivement constituée. — Saignée du bras de 400 gr. Onctions de pommade belladonée sur les articulations endolories. Lavement avec miel, 60 gr.; sulfate de soude, 40 gr. : ce lavement amène une selle assez copieuse.

Le 21, un peu d'amélioration. Le rhumatisme n'a pas envahi d'autres articulations que celles qui s'étaient prises la veille, mais celles-ci sont encore notablement gonflées et douloureuses, et l'on doit insister sur un traitement actif. — 10 sangsues autour de chaque articulation coxo-fémorale; cataplasmes à la chute des sangsues; onctions belladonées sur les pieds. Traitement interne par la vératrine, une pilule de 5 milligr.

Le 22, l'état des genoux est meilleur; les articulations tibio-tarsiennes sont chaudes, rénitentes, douloureuses. La réaction fébrile est plus forte que la veille. — 10 sangsues à chaque articulation tibio-tarsienne; onctions belladonées sur les genoux; 2 pilules de vératrine.

Le 23, amélioration générale, pas de fièvre.

Le lendemain 24, les douleurs et la tuméfaction articulaire ont totalement disparu. En présence de cet arrêt de la maladie, je n'ai pas jugé nécessaire d'élever la dose de vératrine, qui a été continuée à 2 pilules par jour jusqu'au 27 novembre, et suspendue après une dernière pilule, le 28. Jusqu'à ce terme, les articulations ont été tenues graissées de pommade de belladone et entourées de flanelle.

La tendance à la constipation ne cessait pas, et il fallait, pour la vaincre, revenir souvent aux lavements sulfatés.

Régime. B..., a été maintenu à la diète pendant les cinq premiers jours de son séjour à l'hôpital. Il dit n'avoir pas mangé pendant les deux premiers jours de sa maladie. L'alimentation a donc été suspendue pendant sept jours. Du reste, il avait de l'inappétence : on se rappelle qu'au début il avait offert des troubles digestifs qui avaient fait croire à l'invasion d'une fièvre muqueuse. Il n'a point réclamé contre la rigueur d'une abstinence que son état rendait obligatoire. Le 22 et 23, il a été mis au bouillon. Le 24 et le 25, il a pris chaque jour deux potages. Le 26, il a été admis au quart de ration, avec du lait pour boisson. Le 30, il a le quart avec le vin. La vératrine n'a nullement enflammé les organes digestifs.

Les premiers troubles, observés de ce côté, ont cessé depuis l'invasion franche du rhumatisme articulaire aigu, de façon qu'aussitôt que l'alimentation a été reprise, elle a été rapidement et complétement réparatrice.

Aucune complication ne s'est déclarée dans les organes circulatoires examinés avec soin pendant le cours de la maladie.

1er et 2 décembre. Alexandre B... se lève, marche sans éprouver aucun ressouvenir de ses douleurs, tant musculaires qu'articulaires : il reprend ses forces et l'apparence de la santé.

Le 3, sans nul prodrome, tout à coup, il survient dans les facultés intellectuelles de ce jeune soldat une perturbation qui frappe d'étonnement tous ceux qui observent cette phase nouvelle et inopinée d'une maladie dont la guérison semblait, la veille encore, définitivement acquise. A ma visite du matin, l'infirmier de service me prévient que B... déraisonne sur toutes les séries d'idées que l'on cherche à éveiller en lui. Son délire porte principalement sur la conviction qu'il n'existe plus, qu'il est mort. Son visage a l'empreinte d'une profonde tristesse. Il repousse toute tentative d'interrogation et affirme qu'il n'a plus aucune souffrance. Il est sans fièvre et son pouls est normal.

Les jours suivants, il devient taciturne, silencieux, ne parlant guère, à de rares intervalles, que pour répéter qu'étant mort, il n'a besoin et souci de rien, ni de soins, ni de nourriture, et, de fait, il refuse obstinément ses aliments, reste au lit, devient gâteux, et tombe dans une inertie absolue.

En deux jours il était arrivé à un état d'affaiblissement, de faiblesse, d'émaciation, de l'aspect le plus sinistre.

Le 5, son pouls était lent, petit, enfoncé; il était immobile, gardant invariablement le décubitus dorsal. Le facies était profondément altéré, plombé, pâle, le regard morne, et nonobstant les conjonctives injectées. Il ne répondait à aucune question ; il était plongé par moments dans un état comateux ; lorsqu'il en était retiré, il paraissait me reconnaître, ainsi que les personnes qui le soignaient, mais il serait impossible de l'affirmer. Il y avait incontinence d'urine et constipation permanente. Son immobilité était-elle le résultat d'une paralysie générale, ou la conséquence de la conception délirante qui le faisait s'identifier à un cadavre? Je crois qu'elle dépendait à la fois de ces deux causes, qu'elle était en partie volontaire, mais aussi qu'un certain degré de résolution des membres coïncidait avec une lésion actuelle du centre cérébro-spinal. En somme, il avait, sous beaucoup de rapports, l'apparence symptomatique des individus placés sous l'influence d'une compression du cerveau.

Cet état fut jugé des plus graves; je fis appliquer d'abord deux larges vésicatoires à la face interne des cuisses, près des genoux. Je prescrivis des pilules purgatives (calomel et aloès à 0 50, jalap 1 gramme). Mais le malade se refusa à les prendre. Les médications internes étaient aussi impossibles que l'alimentation. Vingt-quatre heures après l'application des cantharides aux cuisses, on les mit aux jambes. L'état du malade s'amende, le pouls se relève. Le coma fit place à de la somnolence qui elle-même cessa peu à peu. L'injection conjonctivale disparut; la contractilité même de la pupille n'a jamais paru modifiée. B... consentit à prendre un peu de bouillon, de tisane, puis des aliments. On triompha lentement de sa propension à l'immobilité, lorsqu'il consentit à se mouvoir, ses mouvements ne parurent pas entravés par un affaiblissement paralytique. Il demanda plusieurs fois l'urinal. Il restait toujours constipé, malgré l'emploi d'une forte proportion de crème de tartre dans sa tisane.

Le 8, le mutisme était encore absolu, mais livré à une agitation, à une véritable jactitation qui contrastait avec son inertie habituelle. Il cherchait souvent à se lever de son lit, et parfois à s'enfuir; on le recouchait assez facilement, et il ne proférait alors aucune plainte.

Dans la nuit du 8 au 9, il survint des sueurs très-abondantes; il n'y en avait pas eu, comme cela est très-fréquent, dans le cours de l'attaque du rhumatisme. Il semble qu'à partir de ce moment, l'amélioration fit quelques nouveaux progrès.

Le 14, il survint une épistaxis : ce jour-là, la figure était animée, et il se remit à uriner au lit.

L'état mental devint meilleur jusqu'au 22 décembre, et, à partir de ce jour, B... est redevenu docile, paisible, et n'a plus manifesté d'incohérence dans ses idées ni ses paroles, mais il est resté triste et peu communicatif.

Rappelons maintenant le dépérissement extrême et rapide qui affecte ce jeune militaire.

Dès l'invasion des phénomènes cérébraux qui ouvraient la seconde phase de la maladie, ce dépérissement inspira les plus sérieuses inquiétudes, surtout pendant que le malade refusait toute alimentation. Il ne tarda pas à s'offrir sous forme de la chloro-anémie la plus prononcée, qui nécessita un traitement spécial. Le quinquina, le houblon et les amers, le régime analeptique surtout, produisirent de bons effets, et l'on devait y associer les ferrugineux, mais la nostalgie vint compliquer en dernier ressort la convalescence, et nous avons dû alors nous empresser de solliciter un congé pour Alexandre B... qui, parti le 27 janvier 1857 sous la surveillance d'un de ses amis, est allé chercher sur la terre natale, au foyer de la famille, la guérison définitive de la série d'accidents graves qu'il a traversés.

Depuis cette époque, un certain nombre de faits ont été rapportés en France, et nous publions plus loin l'analyse des faits que nous ne citons pas. Les troubles de l'intelligence prennent généralement l'aspect de la mélancolie; c'est du moins ce que semble démontrer le relevé des observations sur lesquelles s'appuie mon travail. Le délire violent est rare;

quelquefois, à la mélancolie paraît succéder une sorte d'imbécillité. En voici un exemple :

OBSERVATION XXVIII (1).

Un valet de chambre de 20 ans, de constitution faible, au crâne mal conformé, entre à l'hôpital pour un rhumatisme articulaire généralisé, d'intensité médiocre, mais accompagné de fièvre. Un an auparavant, il avait eu une première attaque de rhumatisme articulaire qui s'était accompagnée d'anasarque et d'une affection cardiaque persistante.

Le seizième jour, le malade s'inquiète, croit sa mort prochaine. Le lendemain, il est pris de péricardite. On lui administre de la digitale qui amène de l'amélioration. Le malade est plus tranquille, mais il lui reste un trouble intellectuel. Il parle peu, manifeste quelquefois de l'inquiétude et divague pendant la nuit. Il est tranquille et présente un certain degré d'imbécillité. De plus, il est très pâle et se nourrit mal. Il reste dans cet état pendant trois ou quatre mois, toujours sans agitation, mais ayant l'esprit un peu troublé. On le renvoya lorsqu'il fut en état de travailler. Il ne présentait plus de symptômes notables de folie, mais laissait dans l'esprit l'impression d'un homme affligé d'un certain degré d'imbécillité.

Dans l'observation suivante, un autre phénomène est noté : la perte de sensibilité et de contractilité électrique.

OBSERVATION XXIX (2).

Un ouvrier serrurier, âgé de 15 ans, fut pris de rhumatisme articulaire aigu qui envahit presque toutes les articulations les unes après les autres. La digitale fit tomber la fièvre, et le pouls se maintint à 50 pulsations environ, quoique l'on ne dépassât pas la dose d'un drachme de digitale.

Vers la fin de la deuxième semaine, le malade devint mélancolique, manifesta la crainte de la mort et refusa la nourriture. Cet état se maintint plusieurs semaines, longtemps après la guérison des articulations malades, sans qu'il y eût de délire.

Lorsque le malade se mit à marcher, Rosenthal rechercha comment se comportaient la peau et les muscles, sous l'action des courants électriques. Il observa ce fait remarquable que, en appliquant les électrodes bien mouillés sur les troncs nerveux, ou sur les masses musculaires, aux extrémités supérieures et inférieures, le malade ne ressentait rien, et les muscles ne se contractaient pas. Lorsque le malade prenait les réophores dans les mains,

(1) Mémoire Ollivier et Ranvier, traduit de Griesinger. Archiv der Heilkunde, 1860.

(2) Ollivier et Ranvier, traduit de Schmidts. Iahrbucher, 1863, p. 166.

il n'éprouvait aucune sensation ni aucune secousse. Ce manque de réaction dura quelques jours en restant stationnaire, puis diminua peu à peu, enfin disparut au bout d'un mois.

Les symptômes cérébraux peuvent être annoncés par quelques phénomènes insolites. L'observation suivante nous montre que les troubles intellectuels ont été précédés d'insomnie durant plusieurs nuits.

OBSERVATION XXX (1).

Une domestique, âgée de 24 ans, fut reçue le 23 août 1838 à Saint-Bartholomew's hospital et placé dans le service de mon collègue, le docteur Fabre.

Elle souffrait de rhumatisme avec fièvre violente ; presque toutes les articulations étaient prises et très-douloureuses. Le lendemain, on s'aperçut que la respiration était très-accélérée et s'accompagnait de douleur dans la région precordiale. L'auscultation ne révélait alors rien d'anormal dans les bruits du cœur. Une saignée du bras fut pratiquée, des ventouses appliquées sous l'omoplate gauche. La malade prit en outre du calomel et plus tard du colchique. Au bout d'une semaine, la douleur n'avait pas disparu, et comme le colchique occasionnait des troubles digestifs, on résolut de continuer le traitement par l'emploi des opiacés. Pendant les huit jours qui suivirent, on constata, sinon une décroissance continue, du moins une rémission des douleurs. Néanmoins l'insomnie persistait toujours.

Le 8 septembre, on me pria d'examiner la malade. Je la trouvai assise sur son lit, gémissante et se tordant les mains. La physionomie avait une expression hébêtée, la malade ne semblait plus avoir conscience de ce qui se passait autour d'elle, ne répondait pas aux questions qui lui étaient adressées ou ne répondait que par monosyllabes. Quand on lui demandait si elle souffrait de la tête, elle y portait de temps en temps les mains. Pendant la nuit précédente, elle n'avait pas dormi, mais en proie au délire, elle avait cherché à sortir de son lit. Je pensai aussitôt qu'il s'agissait ici d'une péricardite et trouvai en effet un bruit de frottement dans toute la région précordiale. Deux saignées locales, frictions mercurielles, vésicatoire à l'épigastre, calomel et opium à fortes doses. Malgré ce traitement, le délire persista toute la semaine suivante, ainsi que le bruit de frottement. Le mercure avait provoqué de la diarrhée, de l'épuisement, mais n'avait exercé aucune action sur les gencives. On fit alors du mercure un emploi plus modéré ; on continua les sangsues et les vésicatoires sur la poitrine. Comme le délire de la malade troublait les voisines, on la transporta dans une autre salle.

(1) Ollivier et Ranvier, traduit de Burrows. On desorder of cerebral circulation, p. 194.

Son état resta stationnaire, et le délire se prolongea pendant tout le mois d'octobre.

Au mois de novembre, elle devint plus tranquille, prit part aux occupations des infirmières ; elle ne parlait jamais sans y être obligée, et répondait très-brièvement aux questions qui lui étaient adressées.

Le 19 novembre, elle sortit de l'hôpital toujours dans le même état intellectuel. Les attaques de rhumatisme n'avaient pas reparu, et le bruit anormal du cœur ne s'entendait plus.

Voici un fait où des mouvements involontaires annoncent le début des troubles cérébraux.

OBSERVATION XXXI (1).

Le 25 octobre 1838, on reçut dans le même hôpital une jeune fille de 16 ans qui souffrait d'un rhumatisme subaigu. Le 2 novembre, la malade se montra très-agitée et se mit à remuer sans cesse les bras, sans toutefois les projeter en avant comme on l'observe dans la chorée. Son état intellectuel était singulier. Lorsqu'on lui adressait la parole, au lieu de répondre à la question posée, elle parlait d'autre chose. Au bout de quelques jours, les mouvements des bras et des jambes devinrent plus violents. Le trouble intellectuel dégénéra en délire, et l'on fut obligé de recourir aux moyens de contention vis-à-vis de la malade. Le rhumatisme disparut; à ce moment, l'auscultation ne révélait, m'a-t-on dit, aucun bruit anormal du côté du cœur. Je ne vis moi-même que plus tard la malade.

Elle resta dans cet état jusqu'au 8 novembre, époque à laquelle la chorée diminua peu à peu. Le trouble intellectuel continua jusqu'au 3 décembre, jour de sa sortie. Il est vrai qu'elle répondait plus volontiers et avec plus de justesse aux questions qui lui étaient adressées, mais elle se trompait toujours sur son état, prétendait qu'elle était en prison pour sa mauvaise conduite.

Cet autre cas, au contraire, nous montre le délire débutant, alors que la guérison était à peu près complète.

OBSERVATION XXXII (2).

L. B..., jeune fille de 18 ans, paraissant jouir habituellement d'une bonne santé, fut reçue le 2 janvier à Saint-Bartholomew's hospital et placée

(1) Ollivier et Ranvier, traduit de Burrows. On desorders of cerebral circulation, p. 196.

(2) Ollivier et Ranvier, traduit de Burrows. On desorders of cerebral circulation.

dans mon service. Elle souffrait d'un gonflement douloureux de plusieurs articulations, d'insomnie et d'inappétence. Le pouls était à 78, la peau chaude. Les douleurs étaient apparues trois semaines avant l'entrée de la malade, qui avait été exposée à un froid humide. Le traitement institué jusqu'alors était resté sans effet.

Le lendemain de la réception de la malade, on entendit un souffle systolique, tout à la fois à la base et à la pointe du cœur. Les bruits respiratoires étaient normaux. Calomel 3 grains; poudre d'ipéca 5 grains; mauve sucrée à prendre le soir. La malade prit aussi du colchique, de l'infusion de séné, et un vésicatoire fut appliqué sur le sternum.

La semaine suivante, aucun changement essentiel ne survient dans l'éta de la malade : des douleurs continues troublent le repos de la malade.

Le pouls tombe à 56 et devient frémissant sous le doigt. On doubla l'ipéca, mais sans calomel, et on continua le colchique.

Huit jours après, les douleurs avaient disparu peu à peu, le sommeil était calme, le pouls à 60, plein et mou. Toux.

Le 16 janvier, on m'annonça que la malade avait peu dormi la nuit précédente, qu'elle s'était assise sur son lit et s'était plainte à l'infirmière de garde, que des vers rampaient autour d'elle.

Au moment de la visite, elle était abattue et se décidait à peine à répondre aux questions. La physionomie était triste, la peau chaude, la langue humide. Le pouls à 60, plein, mais un peu vibrant. On entendait encore un faible bruit de souffle systolique à la base du cœur.

Traitement. Spir. amm. comp. avec mixt. camphorata. Bouillon. Cette faiblesse d'esprit, cet abattement, ces singulières hallucinations durèrent jusqu'au 21 janvier. Ce jour-là, la malade se plaignit de douleurs et de pesanteur au front et au-dessus des yeux. Le pouls était à 62 : un peu plus plein qu'auparavant, mais mou.

Traitement. Quinine avec solution d'acide sulfurique et eau de menthe. Vin de Porto 4 onces par jour. Bouillon.

La guérison marcha très-lentement jusqu'au 24 février. Cependant l'aspect de la malade, sa conduite, se rapprochaient alors de l'état normal, bien qu'elle demeurât toujours très-silencieuse. Elle se nourrissait assez volontiers, et manifesta le désir de retourner chez elle. On n'entendait plus de souffle au cœur.

Le 5 mars, on la renvoyait en pleine guérison.

Dans les observations précédentes, nous pouvons remarquer que les symptômes généraux qui accompagnent le trouble intellectuel sont peu marqués. C'est là un fait à noter; or, nous le rencontrons dans la plupart de nos observations.

Ce qui est non moins intéressant à signaler, c'est que la guérison survient au bout d'un temps plus ou moins long, mais sans que les accidents aient présenté la gravité que l'on observe dans le délire non vésanique des rhumatisants. Dans les tableaux que M. Ball a joints à sa thèse d'agrégation, on ne voit que trois cas de mort attribués à la folie rhumatismale ; mais, comme nous l'avons dit plus haut, ces trois cas sont bien peu concluants. On peut en juger facilement par la lecture de ces observations.

OBSERVATION XXXIII (1).

Au commencement de février 1832, une jeune fille, âgée de 19 ans, Françoise Kirke, était dans mon service pour un rhumatisme articulaire avec complication cardiaque. Les manifestations étaient celles que l'on observe habituellement : douleur à la région précordiale, dyspnée, grande fréquence du pouls et bruit de souffle très-distinct. Depuis deux mois déjà, elle souffrait de son affection cardiaque. Pendant cette période, elle avait présenté des alternatives de délire et de moments de raison : tantôt dans la stupeur, taciturne, tantôt tranquille et raisonnable. Dans ce cas, le cerveau fut trouvé complétement sain : toutefois une faible quantité de liquide se trouvait contenue dans la cavité de l'arachnoïde, le péricarde était complétement adhérent au cœur. — Watson, London medical Gazette, vol. XVI, 1835, p. 94.

OBSERVATION XXXIV (2).

William Wilkins, postillon, 28 ans, entré le 25 novembre dernier. Il se plaint d'une douleur vague dans les grandes articulations, passant de l'une à l'autre. Ni rougeur, ni gonflement, mais seulement de la fièvre. Les douleurs étaient plus vives la nuit. Il avait des sueurs profuses, mais n'en retirait aucun soulagement.

Il était malade depuis huit jours. Au début, ses articulations, au dire de ses amis, étaient rouges et gonflées. Il avait semblé se remettre une première fois, mais il était retombé.

Pendant les trois ou quatre jours qui précédèrent son admission, il s'était enrhumé et se plaignait d'une douleur à l'épigastre. Il préférait se coucher sur le côté droit plutôt que sur le côté gauche, mais c'était chez lui une habitude. Jamais il n'avait souffert de rhumatisme précédemment.

Le malade divagua une bonne partie de la nuit du 26 au 27, et refusa de prendre ses médicaments. Plongé dans la stupeur, ses réponses étaient lentes et difficiles. Il était couvert d'une sueur très-acide, comme c'est l'habitude dans le rhumatisme aigu.

Pendant environ dix jours, il resta dans un singulier état de délire tranquille, rejetant médicaments, nourriture, sous prétexte qu'il en avait assez.

(1) Traduit de l'anglais par mon ami M. Dujardin.
(2) Id.

Il se levait de son lit, surtout la nuit, déclarant qu'il voulait sortir. Quand on lui adressait une question, il remuait les lèvres, commençait à s'agiter, comme s'il voulait répondre, mais il ne disait rien. Il comprenait et tirait la langue lorsqu'on le lui demandait : toutefois c'était avec une grande difficulté. Il était constipé et allait sous lui lorsqu'on lui administrait des purgatifs. Son pouls était petit et fréquent, et quand on lui prenait la main pour le lui tâter, il résistait et contractait le bras avec beaucoup de force.

Pendant trois ou quatre jours, son état sembla s'améliorer. Son visage était animé, mais il restait inquiet, conservant le même silence obstiné, lorsqu'on lui adressait la parole. Il rejetait opiniâtrement toutes sortes de médicaments. S'agissait-il d'avaler des pilules, il usait de ruse, faisait semblant de les prendre tant qu'on le regardait et les rejetait ensuite. Son pouls devint très-fréquent, et, après s'être rapidement affaibli, le 18 décembre il succomba.

Autopsie faite le lendemain. Les veines cérébrales étaient gorgées d'un sang noir et épais, et il y avait un épanchement considérable de sérosité dans la cavité de l'arachnoïde et celle des ventricules latéraux.

Le péricarde était complétement sain, mais la valvule mitrale présentait, au niveau de son bord libre, de petites végétations.

OBSERVATION XXXV (1).

Un jeune homme de 17 ans fut reçu dans mes salles, six semaines après avoir été pris de fièvre rhumatismale. Douze jours environ avant son entrée, il parut perdre la raison, se montra silencieux, et deux fois pendant la nuit cria : « Au feu ! » sans motif et se réveillant en sursaut. Sa figure était pâle et sans expression ; il semblait ne pas remarquer ce qui l'entourait, ne se plaignait de rien et répondait lentement par monosyllabes, lorsqu'on le questionnait très-simplement. Il était très-amaigri ; le pouls à 100 était faible. Dans la région du ventricule gauche s'entendait un souffle systolique assez rude.

Quelques jours plus tard se montrèrent des taches semblables à celles du purpura sur les cuisses, en même temps que les genoux se gonflaient de nouveau. Pendant deux mois, cet état se prolongea sans grande modification, et s'accompagna d'épuisement général des forces aussi bien que de faiblesse intellectuelle. Au bout de ce temps, se forma un abcès dans la fesse droite, qui s'accompagna de gangrène étendue des téguments de cette région et de la hanche.

Le malade mourut en avril 1846 sans avoir présenté d'amélioration dans son état intellectuel. Le souffle cardiaque avait été entendu jusqu'à la mort du malade.

L'examen attentif du cerveau ne montra aucune lésion capable d'expliquer les symptômes cérébraux observés pendant la vie.

(1) Ollivier et Ranvier, traduit de Burrows. On desorders of cerebral circulation.

Dans l'observation XXXIII, la mort est due évidemment à une affection cardiaque.

L'observation XXXIV a plus de valeur assurément; à l'autopsie, on a trouvé des lésions d'hydrocéphale aiguë; mais il est difficile de donner ce fait comme un cas bien marqué de folie dans un rhumatisme.

Le dernier cas nous montre un jeune homme atteint de *fièvre rhumatismale*, qui est pris de délire vésanique, et qui meurt de gangrène des téguments de la cuisse. Les accidents cérébraux ne sont là pour rien dans la gravité de la maladie. Nous voyons ici un des points qui établissent une distinction capitale entre la folie et le délire à marche aiguë, que nous avons étudié précédemment.

La cause directe de la folie est rarement notée; quelquefois on n'en rencontre aucune. Nous avons déjà vu plus haut, dans l'observation de M. Mesnet, quelle influence pouvaient avoir les causes morales. Voici un autre cas où le trouble de l'intelligence a débuté après une émotion vive :

OBSERVATION XXXVI (1).

Manie rhumatismale.

M... (Jean), âgé de 19 ans, tailleur, présentant de nombreux antécédents de rhumatisme dans sa famille, fut pris, vers le milieu du mois de septembre 1863, d'un rhumatisme aigu qui occupa les genoux, puis les pieds et les épaules, et dura environ trois semaines. Il avait été admis pour cette maladie à l'hospice civil de Charenton. Durant sa convalescence, il reçut une lettre dont la lecture l'impressionna vivement, et à partir de ce moment il commença à refuser tout aliment, et on remarqua chez lui de l'hébétude et de la tendance au sommeil. A la suite d'une saignée abondante qui lui fut faite, M... fut pris d'excitation et de délire avec prédominance d'idées de persécution. (Il n'y a dans sa famille ni chez lui aucun antécédent d'aliénation mentale.) Comme il troublait l'ordre de la salle, on l'envoya à la préfecture, d'où il fut dirigé sur Bicêtre. On constate un délire avec excitation et agitation extrêmes; incohérence absolue; il y a de la fièvre, la peau est chaude le pouls fréquent à 108°; la langue blanche, constipation. Pendant quinze jours, l'excitation maniaque et la fièvre se soutinrent sans aucune rémission. Ce ne fut qu'à partir du 16 décembre que le délire et l'agitation commencè-

(1) Th. Fernet, 1865,

rent à se calmer, et après une amélioration graduelle, M... put quitter l'hospice à la fin de décembre, complétement guéri.

La misère, comme toutes les causes débilitantes, doit être mise dans les causes prédisposantes. Elle a joué certainement un rôle dans le cas suivant :

OBSERVATION XXXVII (1).

Une pauvre femme, âgée de 50 ans, non mariée, vivant dans la misère, fut admise le 10 mars 1857 à la clinique de Tubingue. Voici les renseignements que l'on recueillit sur elle. A l'âge de 20 ans, à sa seconde couche, elle devient folle ; elle guérit au bout de trois mois, et depuis cette époque elle eut une troisième couche qui se passa sans accidents. Pendant ces dix dernières années, elle a toujours joui d'une bonne santé. Quatre à cinq semaines avant son entrée, elle a été prise d'une maladie aiguë : c'étaient d'abord des douleurs de dents avec de la fièvre ; puis plusieurs articulations des membres supérieurs et inférieurs sont devenues le siége d'un gonflement douloureux ; elle a eu, en un mot, un rhumatisme aigu. Au bout de dix jours environ, la maladie quitte brusquement les articulations, et la malade donne des signes d'aliénation mentale : elle déraisonnait tout à fait, ne comprenait plus rien, frappait autour d'elle, ne parlait plus, ou bien elle était d'une loquacité extrême ; elle courait partout la nuit en poussant des cris, déchirant ses effets, ou bien elle les mettait à l'envers, etc.; elle dormait et mangeait très-peu, buvait beaucoup, et de temps en temps, aux questions qu'on lui adressait, elle répondait en disant que tout son corps lui faisait mal.

Au moment de son admission, la malade, qui était assez forte pour son âge, n'avait pas de fièvre, pas d'affection du cœur ; elle ne souffrait dans aucune articulation ; elle présenta ce jour-là, comme aussi le lendemain, un état très-manifeste de mélancolie avec stupeur (*melancholia attonita*) ; elle avait les yeux fixes, l'air profondément inquiet ; elle était affaissée sur elle-même, paraissant constamment plongée dans un rêve, ne parlant que très-rarement, et d'une manière tout à fait insensée. Le deuxième jour, après son admission (12 mars), elle fut agitée et parla presque toute la nuit. Le matin, elle parlait le plus souvent en vers rimés, par exemple : « Dieu entend mes clameurs, il voit mes malheurs, il voit ma langueur, etc. » Pendant la visite, elle se met dans une colère forcenée, accusant les assistants d'avoir tué ses enfants : on est obligé de la mettre dans une cellule.

14 mars. Il y avait de l'œdème des membres inférieurs ; la malade n'avait pas de fièvre ; pouls calme, pas de selles : urine non albumineuse ; la nuit est plus agitée que le jour, en raison des hallucinations lugubres qui tour-

(1) Griesinger. Maladies mentales.

mentent le malade. Les jours suivants, l'œdème augmente aux jambes, il envahit même les mains.

Le 19. L'œdème persistait, et de plus les articulations des doigts étaient gonflées, rouges, douloureuses à la pression (ce qu'on reconnaissait aux grimaces que faisait le malade) : l'articulation tibio-tarsienne droite était surtout très-douloureuse. La percussion et l'auscultation ne révèlent aucune affection, ni du cœur, ni des poumons : le pouls à 84° est plein, la peau sèche et chaude ; la malade ne demande rien ; elle a eu une selle spontanée; elle est couchée dans son lit assez calme ; elle ne répond pas le plus souvent quand on l'interroge, ou bien elle répond lentement oui ou non ; sa physionomie indique une indifférence et une apathie profondes ; de temps à autre, elle promène lentement ses regards sur les murs ou sur son lit, et paraît rêver. Le lendemain, la tuméfaction et la douleur avaient de nouveau abandonné presque complétement les articulations ; la malade était très-agitée, très-loquace, disait que ses enfants étaient dans la rue, et qu'on allait leur couper la tête. Depuis ce temps (20 mars), la malade reste pendant plusieurs semaines dans un état, qu'il est inutile de décrire jour par jour : les douleurs articulaires n'atteignent jamais une grande intensité, mais souvent il y avait une tuméfaction modérée et assez douloureuse de quelques articulations des doigts et des pieds. Souvent la malade se plaignait de douleurs dans les membres et dans les articulations, de raideur dans tout le corps ; elle gardait presque toujours le lit, mais elle n'avait pas de fièvre, le cœur était normal, l'urine n'était pas albumineuse. L'appétit et le sommeil ne revinrent que très-lentement. La malade avait de temps à autre des moments de grande agitation, de délire loquace. Cependant, peu à peu, son esprit devint plus lucide et plus raisonnable ; elle était un peu plus gaie, et petit à petit, elle commença à s'occuper. Elle ne se souvenait de rien de ce qui s'était passé pendant les premiers jours de son séjour à l'hôpital. Vers le milieu d'avril, la malade pouvait être considérée comme complétement guérie de sa folie; elle se plaignait encore assez souvent d'éprouver des tressaillements, un peu de vertige et des bourdonnements d'oreilles, et jusqu'au commencement de mai, elle eut encore quelque peu de douleurs et de gonflement dans quelques articulations; mais tout cela disparut sous l'influence des bains.

Le 12 mai, elle quitta la clinique dans un état de guérison parfaite.

Dans cette autre observation, tirée également de l'ouvrage de Griesinger, l'état de santé de la malade la prédisposait évidemment aux maladies mentales.

OBSERVATION XXXVIII (1).

Une dame très-délicate, âgée de trente et quelques années, ayant toujours joui d'une bonne santé, perdit un peu ses forces à la suite de sa seconde

(1) Griesinger. Maladies mentales.

couche, et ne se rétablit que lentement, après avoir eu du rhumatisme articulaire dans les membres supérieurs et inférieurs. Elle suivit un traitement hydrothérapique modifié, faisait des affusions froides sur les parties malades. Les douleurs et le gonflement disparurent assez vite; mais bientôt elle commença à souffrir le long de la colonne vertébrale; elle éprouvait le besoin d'étendre et d'allonger ses membres; quelquefois même elle avait des mouvements convulsifs. Bientôt il survient en quelques jours un état de dépression mentale qui fit des progrès rapides, et arriva bien vite à l'apathie, presque même à une insensibilité complète. La malade ne quittait plus le lit, elle ne pouvait plus se remuer, ni s'habiller, ni manger; elle était muette, indifférente, insouciante de tout; bientôt enfin, la mélancolie avec stupeur devient évidente. Cette mélancolie avait moins le caractère de la douleur morale que celui d'une insouciance complète, même pour les soins de simple propreté. Rien ne pouvait la tirer de cet état. La maladie se termina d'une manière favorable : cette malade guérit sous l'influence des bains de Malt, additionnés de sel marin, d'un séton au cou, de vésicatoires volants appliqués dans le dos, de l'aconit uni au gaïac, et plus tard des bains de mer.

Dans cette autre observation, traduite du livre de Fuller, le traitement par les émissions sanguines, lorsque la malade était déjà chétive, a été inopportun.

OBSERVATION XXXIX (1).

Hariet Keating, pauvre servante chétive, âgée de 19 ans, entra (Holland Ward) le 9 octobre 1850, par les soins de mon collègue le Dr Wilson. Elle a souffert d'un rhumatisme aigu en l'année 1848, et depuis cette époque, elle en a souffert à quatre reprises différentes. Cette fois son attaque a été précédée pendant trois jours de langueur, de courbature, de douleurs vagues, et au début, c'est-à-dire le 6 du mois, elle présentait de la rougeur et du gonflement des genoux.

Le 8. La veille de son entrée, on lui a retiré une pinte de sang, ce qui l'a soulagée momentanément; mais au moment où elle entre à l'hôpital, les genoux et les cous-de-pieds sont rouges, gonflés et extrêmement douloureux. La physionomie est anxieuse, son pouls marque 120°. Le jour suivant la situation est empirée; elle est plus inquiète; elle accuse une extrême douleur dans les membres; elle a eu plusieurs frissons.

Le 11. Après une nuit inquiète et sans sommeil, pendant laquelle le rhumatisme s'est porté au coude et au poignet, elle présente des symptômes encore plus alarmants que la veille : la face est rouge, et bien qu'aucun bruit de souffle n'accompagne manifestement les bruits du cœur, le pouls s'est élevé à 130, et est devenu filiforme et parfois irrégulier.

(1) Traduit de l'anglais par mon ami M. Faucheux.

Le 12 au matin. Les douleurs ont reparu aux extrémités inférieures : la face est plus colorée, le pouls vif, insaisissable et plus irrégulier. Les bruits du cœur sont accompagnés, ou plutôt masqués par un bruit de frottement, très-fort par places. Le traitement jusque-là a consisté en jus de citron avec des doses fractionnées d'opium ou de morphine. Je lui tire 12 onces de sang du bras, et je la mets au calomel et à l'opium, en même temps que je lui fais appliquer des sangsues et des sinapismes sur la poitrine.

Le 20. Son état s'est sensiblement amélioré ; elle a passé une assez bonne nuit. La matité qu'on observait à la percussion de la région précordiale a beaucoup diminué ; les bruits du cœur sont plus clairs, plus forts, et on n'entend plus de bruit de frottement qu'à la base du cœur.

Le 21. La douleur reprend près de la mamelle gauche, et l'examen stéthoscopique révèle le début d'une endocardite.

Huit sangsues sont appliquées à la région du cœur, en même temps que le mercure est continué comme auparavant. Toutefois un bruit systolique intense prend naissance et s'entend aussi bien à la pointe qu'à la base du cœur. Le pouls croît en fréquence ; la malade est colorée, et son anxiété est telle, que le 25, je juge à propos de lui tirer du bras 8 onces de sang.

Cependant l'état s'aggravait, et comme le 27 je trouvai la bouche enflammée par l'emploi du mercure, je suspendis les pilules, et je fis prendre le tiers d'un grain de tartre stibié toutes les quatre heures. en même temps que je lui appliquai un vésicatoire à la poitrine.

Après deux nuits très-agitées, un nouveau groupe de symptômes se manifesta. Les pupilles de la malade étaient extrêmement dilatées ; les yeux roulaient égarés, et son extérieur révélait une grande agitation. Comme le pouls était rapide et faible, le tartre stibié fut supprimé, et un grain d'acétate de morphine fut donné deux fois par jour.

Le 30, on le répéta toutes les six heures. Le soir de ce jour, il survient un furieux délire, accompagné le lendemain de violentes convulsions tétaniques, et en particulier par des contractions actives des doigts. En dépit de la morphine et de la digitale, qu'on donnait maintenant à hautes doses toutes les quatres heures, et du calomel qu'on redonnait largement en vue d'arrêter les progrès de l'endocardite, tandis qu'on appliquait de la glace sur la tête, le délirecontinua sans interrupti on jusqu'au 6 novembre. La malade paraissait tout à fait épuisée et était couchée sans mouvement sur le dos ; les pupilles étaient énormément dilatées, la bouche ouverte, la langue à moitié pendante, sale et brune, le pouls rapide, faible, irrégulier et intermittent. Elle paraissait être à l'extrémité ; mais on lui fit avaler un fort consommé et on lui donna une demi-drachme d'éther d'Hoffmann, et un tiers de grain de morphine ; sous l'influence de ce médicament qui fut répété toutes les trois heures, des symptômes d'amélioration commencent à se montrer ; le pouls reprend et la malade recommence à parler.

Vers le 10 cependant, le délire avait beaucoup diminué ; elle avait eu un sommeil de quelques heures. L'amélioration se soutint. Le 13, on ajoute du vin à ses médicaments, et on observe une nouvelle amélioration, elle devient plus tranquille et moins rouge ; son pouls devient graduellement plus régulier et plus plein et les bruits du cœur plus nets. Vers le 15, il ne restait plus qu'un faible bruit de souffle à la systole. Le pouls était tombé à 100, doux et régulier; la langue était humide et presque nette, et l'appétit passable, mais les facultés mentales n'avaient pas encore repris leur état normal. La malade tirait la langue quand on le lui demandait, mais elle parlait incessamment et avec incohérence, et souvent, chantait des morceaux de diverses chansons réunis ensemble sans aucun ordre. Elle resta dans cet état de demi-folie, et de demi-idiotie, dans lequel il fallait quelquefois lui mettre la camisole de force, et où le reste du temps elle était toujours agitée et méchante, jusqu'au 24 où, après une bonne nuit, elle devint pour la première fois décidément plus tranquille. Vers le 27, sous l'influence d'un régime reconstituant son état s'était tellement amélioré, que, quoiqu'elle fût toujours irritable et un peu étrange dans ses manières, on lui permit de s'habiller, et de se lever pendant le jour. A partir de ce moment, les progrès vers la guérison furent rapides.

Elle quitta l'hôpital, le 14 décembre, pour aller quelque temps à l'asile des convalescents de Carshelton. Un faible bruit de souffle systolique, qu'on entendait surtout près de la pointe, restait seulement pour témoigner des graves accidents cardiaques qu'elle avait présentés. Elle n'eut plns aucune douleur ni aucune gêne à la région du cœur, et quoique faible, elle reprenait chaque jour des forces.

Voici enfin une observation, dans laquelle nous voyons un rhumatisme articulaire passant à l'état chronique. Un érysipèle se développe autour d'un vésicatoire, et des douleurs articulaires aiguës reparaissent; des accidents cérébraux surviennent: puis, quand la convalescence s'établit, le malade, qui a toujours eu quelques hallucinations, est pris d'un accès de manie. Le fait est fort intéressant. L'érysipèle, toutefois, a pu jouer un certain rôle dans la production des accidents nerveux.

OBSERVATION XXXX (1).

Rhumatisme polyarticulaire aigu d'abord, puis passé à l'état chronique. — Erysipèle développé autour d'un vésicatoire. — Retour de l'état aigu dans les articulations. — Accidents cérébraux. — Folie.

La nommée Michel (Catherine), âgée de 37 ans, cuisinière, entre le 15 juin à l'hôpital de Lariboisière, salle Sainte-Joséphine n° 22, service de M. le professeur Tardieu.

Cette femme est très-grasse, réglée à 16 ans, depuis cette époque, menstruée toujours régulièrement. Plusieurs attaques de rhumatisme antérieurement.

(1) Ollivier et Ranvier.

Aucun de ses ascendants n'a été atteint d'aliénation mentale. A la suite d'un refroidissement, cette femme fut prise de douleurs articulaires. A son entrée nous constatons l'état suivant :

Rougeur et tuméfaction de l'épaule, du coude. Douleur vive au moindre mouvement. Peau brûlante : sueurs abondantes. Pas d'albumine dans les urines. Rien à signaler du côté des poumons ni du cœur. Pouls plein, à 110 puls.

Traitement, sulfate de quinine 1 gr.

Les jours suivants, le rhumatisme envahit les articulations tibio-tarsiennes et celles des genoux. Sulfate de quinine 1 gr. 25 — 1 gr. 50.

Les symptômes généraux diminuent peu à peu, et il reste un état chronique des articulations. (Bains de vapeur ; bains sulfureux ; teinture d'iode à l'intérieur.)

Le genou gauche présente un peu d'épanchement, pour lequel plusieurs vésicatoires furent successivement appliqués.

Le 26 juin. Disparition des douleurs articulaires qui occupaient les deux genoux.

Le 28. Plaque érysipélateuse autour du vésicatoire.

Le 29. Extension de l'erysipèle à la jambe avec phlyctènes sanguinolentes, du volume d'un petit pois, autour de la malléole externe. Les deux genoux et le coude deviennent très-douloureux.

Peau très-chaude : sueurs. Pouls à 104 puls, développé. Subdélirium depuis la veille, et véritable délire le matin.

Le 30. Etat général le même ; délire intense, la malade parle sans cesse, veut se lever. Pas d'extension de l'erysipèle. Les phlyctènes se sont rompues. Selles diarrhéiques. Râles sibilants des deux côtés de la poitrine.

1er juillet. Le délire n'a pas changé : râles moins abondants dans la poitrine. Deux nouvelles phlyctènes noirâtres, à aspect gangréneux, sans odeur. Toutefois, à la partie moyenne de la jambe gauche, l'érysipèle n'a pas fait de progrès.

Le 5. La jambe va mieux. Les phlyctènes ont séché ; il ne s'en forme pas d'autres. L'agitation, le délire sont toujours aussi intenses ; la malade crie toujours et menace ceux qui l'approchent. Elle semble ne plus souffrir de ses jointures, car elle les remue beaucoup. On est obligé de lui mettre la camisole de force.

Le 10. Desquamation épidermique de la jambe gauche. Délire moins bruyant. Le genou gauche semble douloureux quand on le remue.

Le 25. Plus de trace d'érysipèle. La malade est calme, mais elle a des hallucinations de la vue et de l'ouie. Elle ne répond jamais aux questions qu'on lui adresse. Plus de fièvre. Pouls à 80.

Le 26. Dans la nuit, la malade a un accès de délire furieux. Elle s'est levée au milieu de la nuit, et voulait étrangler sa voisine. On la transfère le soir même à la Salpêtrière.

La lecture des observations que nous venons de citer peut déjà faire voir combien la folie, dite rhumatismale, diffère des autres accidents cérébraux décrits sous le nom de rhumatisme cérébral. Aussi, la question se pose pour nous : quelles sont les relations existant entre la folie et le rhumatisme ?

Quelques auteurs veulent faire des troubles intellectuels dans ces cas une manifestation rhumatismale. Griesinger, entre autres, n'élève aucun doute à ce sujet : « Le rhumatisme aigu détermine la folie dans une proportion à peu près égale à ce que nous avons vu pour la pneumonie ; mais il me paraît probable que la relation qui existe entre la folie et le rhumatisme diffère un peu. La folie n'est plus ici une maladie consécutive au rhumatisme ; ce n'est pas un accident de la convalescence ; il semble qu'elle soit plutôt une forme de cette affection rhumatismale, si variable dans son aspect et son intensité, qui s'observe si fréquemment dans le rhumatisme aigu, soit simple, soit compliqué d'inflammation du cœur, affection cérébrale qui ne laisse après elle aucune lésion anatomique particulière, et que l'on a désignée sous le nom de rhumatisme cérébral » (1).

Griesinger, on le voit, ne fait aucune distinction entre les différentes formes de délire dans le rhumatisme. La folie est la forme prolongée du délire aigu. C'est là une opinion que je ne saurais adopter. Soit dans son début, soit dans sa marche, soit dans ses terminaisons, soit même dans les phénomènes concomitants, la folie, que l'on rencontre dans le rhumatisme a sa marche spéciale.

Dans quelques cas, il est vrai, les manifestations articulaires paraissent alterner avec les symptômes cérébraux ; le fait suivant est fort curieux à ce point de vue :

OBSERVATION XXXXI (2).

Il s'agit d'un jeune homme, d'une vingtaine d'années, qui fut pris tout à coup, après quelques jours de malaise et de douleurs disséminées dans les membres, d'une pleurésie qui dura deux ou trois semaines ; celle-ci fut suivie d'un accès de manie des plus violents, avec fièvre. Ne trouvant aucune cause

(1) Maladies mentales, *loc. cit.*

(2) Th. Fernet, 1865.

qui pût expliquer cette maladie, et tenant compte des douleurs et de la pleurésie qui en avaient précédé l'apparition, M. Lasègue pensa que cette manie pourrait bien être rhumatismale, et on va voir que l'événement ultérieur justifia pleinement ce diagnostic. En effet, quinze jours ne s'étaient pas écoulés, que l'on vit tomber graduellement l'excitation maniaque, mais, en même temps, se développèrent des manifestations rhumatismales aigues du côté des jointures et du cœur, qui prouvèrent clairement la nature de la maladie cérébrale.

Mais, dans la plupart des observations, rien de semblable n'apparaît. La folie se montre le plus souvent dans la convalescence; elle prend généralement la forme de la mélancolie : or, nous savons que les affections aiguës peuvent être cause occasionnelle de la folie. Nous voyons que Griesinger lui-même, au point de vue de la fréquence de la folie dans les maladies aiguës, rapproche le rhumatisme de la pneumonie. La maladie mentale ne présente généralement rien de particulier dans sa marche qui puisse démontrer une manifestation rhumatismale; et rien ne dénote, jusqu'à plus ample informé, que le rhumatisme, dans une partie de ces cas, n'ait pas agi simplement à titre de maladie fébrile aiguë. Nous voyons d'ailleurs, dans un certain nombre de traités des affections mentales, le rhumatisme simplement indiqué comme maladie aiguë (1).

Les indications thérapeutiques sont assez restreintes : l'opium et les réactifs sont indiqués si le délire est bruyant; mais on ne doit pas oublier que l'on a affaire à des convalescent, et un régime reconstituant doit être la base du traitement.

(1) Voir Morel. Traité des maladies mentales.

APPENDICE.

RÉSUMÉ ANALYTIQUE DES OBSERVATIONS QUI N'ONT PAS ÉTÉ CITÉES PLUS HAUT, ET QUI ONT SERVI DE BASE A NOTRE TRAVAIL.

1. STORK. — Annus medicus secundus 1761, page 119. Rhumatisme articulaire aigu, mort : autopsie, méningite, pleurésie.
2. STOLL. — Pars, tertia rationis medendi. Eph. sept. 1779, p. 133. Fièvre rhumatismale, délire, coma : mort. Accumulation de liquide séreux dans l'arachnoïde.
3. *Journal Méd. pratique*, 1807. — F. 34 ans. Au 4e jour du rhumatisme, vomissements, délire pendant 4 heures. Guérison.
4. ABERCROMBIE. — Maladies de l'encéphale. Traduct. Gendrin, Paris, 1835 p.88. — F. au 5e jour, délire, coma, mort. Aucune lésion à l'autopsie.
5. WATSON. — London med. Gaz., 1835, p. 92. — F. 17 ans. Délire furieux. Mort au bout de 4 heures. Autopsie : légère congestion cérébrale; péricardite.
6. WATSON, *Id.*, p. 93, H. 24 ans. Délire, convulsions; mort. Congestion cérébrale. Endocardite, péricardite.
7. OLLIVIER ET RANVIER. — Tiré de Schmidts Jahrbucher, 1836. H. 29 ans. Agitation, délire, pupilles dilatées, convulsions : mort au bout de 3 jours. A l'autopsie, méningite.
8. *Journal des connaissances médico-chirurgicales.* — Décembre 1840. H. 20 ans. Délire pendant 4 jours.—Paraplégie consécutive, guérison.
9. OLLIVIER ET RANVIER. — Tiré du Dr Graves. Dublin Journal, 1842. — H, 27 ans. Excès alcooliques. Délire le 23e jour d'un rhumatisme. Durée 2 jours. Traité par opium. Guérison.
10. *Bulletin thérapeutique*, 1842 —H. 20 à 25 ans (service Récamier). Sulfate de quinine, 5 gr. Mort.
11. OLLIVIER ET RANVIER (tiré de A. Macleod on rhumatism, 1843). — F. agitation, délire, attaques épileptiformes. Guérison après 17 jours d'accidents.
12. OLLIVIER ET RANVIER (tiré de A. Macleod on rhumatism, 1843). — Délire au 45e jour d'un rhumatisme. Durée 6 jours. Opium. Guérison.
13. OLLIVIER ET RANVIER (tiré de Cammerer Schmidts Jahrbucher, 1845). H. 59 ans. Délire le 8e jour de la maladie, coma. Mort. Pas d'autopsie.

14. Hervez de Chégoin. — *Gaz. des hop.*, 1845. F. 45 ans. Céphalalgie, délire, mort.

15. Hervez de Chégoin. — H. 30 ans. Au 50e jour de la maladie, délire, coma; mort le 7e jour.

16. Hervez de Chégoin. — H., imagination vive. Délire pendant 20 jours. Plusieurs attaques antérieures de rhumatisme avec délire. Guérison.

17. Bienfait. Thèse, 1847. — H. 20 ans. Rêvasseries, délire, pupilles contractées. Contractures dans les membres. Collapsus, mort. Autopsie, méningite.

18. Racle. Thèse 1848. — F. 20 ans. Rêvasseries, délire, coma, mort. Congestion cérébrale.

19. Bothrel. Thèse 1860. — H. 25 ans. Rhumatisme très-aigu. Délire violent au 15e jour, coma; mort en 3 heures. Congestion cérébrale.

20. Bourdon. Union médicale, 1851. — H. 24 ans. Délire, mort subite au bout d'une heure et demie. Congestion cérébrale, engouement pulmonaire.

21. Gosset. Soc. méd. hôp., 1852. — H. 22 ans. Au 15e jour, délire violent, mort. Méningite.

22. Ollivier et Ranvier. Tiré de Canstadt 1853. Fasc. 4, p. 99. — H. 50 ans. Au bout de trois semaines, délire violent, pupilles contractées, sueurs abondantes. Opium à haute dose; guérison.

23. Vigla. Arch. méd., 1853. Vol. 2, p. 21. — H. 32 ans. Insomnie, abattement, agitation, délire violent, mouvements convulsifs. Mort en quelques heures, au 17e jour de la maladie.

24. *Id.* — H. Affection cardiaque antérieure. Traitement par émissions sanguines. Délire, coma, mort.

25. *Id.* — H. 25 ans. Délire nocturne; opium, guérison.

26. *Id.* — H 22 ans. Un accès de délire la nuit. Guérison.

27. Cayla. Soc. méd. hôp., 25 mai 1853. — Pressentiments tristes. Accidents cérébraux. Mort en quelques heures.

28. Barthez. Soc. méd. hôp., 25 mai 1853. — Péricardite, délire, coma. Mort en quelques heures.

29. Grisolle. Soc. méd. hôp., 25 mai 1853. — Céphalalgie, délire, mouvements convulsifs. Mort en quelques instants.

30. Leflaive. Mon. hôp., 1853. — H. 26 ans. Au 21e jour, céphalalgie, soif, constipation, délire, mort au milieu d'une vive agitation. A l'autopsie, méningite.

31. Lemaestre. Soc. méd. des hôp., 8 juin 1853. — F. 42 ans. Disparition brusque des symptômes articulaires. Soubresauts des membres, délire durant six jours, mort. Autopsie, rien au cerveau.

32. Roger. Soc. méd. des hôp., 1853. — F. Après quelques jours, amendement du rhumatisme. Délire, mort. Rien à l'autopsie.

33. Lambert. Gaz. hebdom., 1854. — H. 36 ans. Délire, pupilles contractées, mouvements convulsifs. Réapparition des douleurs, guérison.

34. Cossy. Arch. méd., 1854, vol. 1. — F. 22 ans. Délire avec persistance des douleurs, mort. Intégrité de l'encéphale, congestion pulmonaire.

35. ROSTAN. Gaz. des hôp., 1854. — Rhumatisme articulaire terminé par suppuration. Délire; mort au milieu de symptômes typhoïdes.

35. THORE. Gaz. des hôp., 1856. — H. 27 ans. Au 7e jour, agitation puis délire durant quatre jours. Pupilles resserrées. Révulsifs; guérison.

37. PICARD. Gaz. des hôp., 1856. — F. 19 ans. Imprudence, recrudescence du rhumatisme. Accès de délire. Deuxième imprudence, délire; mort au bout de quelques heures.

38. DUHAMEL. Gaz. des hôp., 1856. — H. Au 3e jour, accidents cérébraux. Mort en vingt-quatre heures.

39. *Id.* — H. malade depuis un mois. Accidents cérébraux. Mort en trois ou quatre jours.

40. FOUCART. France médicale, 1856. — H. 29 ans. Au 25e jour, insomnie, puis délire. Epistaxis abondante, coma, mort. A l'autopsie, légère hyperémie du cerveau, congestion pulmonaire, endo-péricardite.

41. CADE. Gaz. des hôp., 1857. — H. 35 ans. Traitement local du rhumatisme. Délire, révulsifs sur le genou, guérison.

42. PLEISCHL. Union médicale, 1857. — Trois cas de mélancolie et deux cas de délire furieux. Guérison.

43. LUNEL. Abeille médicale, 1857. — H. Au 9e jour, délire violent, mort au 12e jour de la maladie.

44. *Id.* — Le malade se croyait guéri. Traité par émissions sanguines locales (400 sangsues), opium et nitre. Délire violent, mouvements convulsifs, coma, mort.

45. GUBLER. Arch. médic., 1857, vol. 1. — F. 32 ans. Au 7e jour, subdelirium, puis délire, mort dans la nuit. Congestion cérébrale, endopéricardite. Foie énorme, graisseux.

46. BECQUEREL. Soc. méd. hôp., 1857. — H. Délire, convulsions, collapsus, coma, mort au bout de cinq à six jours. Rien au cerveau.

47. MILLARD. Mon. des hôp., 1857. — H. 39 ans. Retour de fièvre; péricardite, délire, guérison.

48. MAROTTE. Union médicale, 1857. — H. 40 ans. Délire au 10e jour; durée deux jours. Guérison.

49. MENNESSON. Gaz. des hôp., 1858. — H. 28 ans. Délire au 11e jour; pendant une nuit, guérison.

50. OLLIVIER ET RANVIER. Tiré de Henley Rorp. Dublin Hôpital Gazette, 1858, 1er avril. — Délire, puis coma le 16e jour de la maladie. Durée des accidents, dix-huit heures. Mort.

51. VOILLEZ. Mon. des hôp., 1858. — Rhumatisme paraissant peu intense. Délire subit, mort au bout de deux heures dans le coma.

52. TARDIEU. Gaz. des hôp., 1858. — F. 30 ans. Délire au 9e jour, coma, mort en vingt heures.

53. VIGLA. Soc. méd. hôp., 27 janv. 1858. — H. Rhumat. très-aigu, nuits agitées. Délire le 11e jour, mouvements convulsifs. Mort le 4e jour des accidents.

54. *Id.* — H. 42 ans, asthmatique. Diarrhée, dyspnée, sueurs abondantes. Délire le 20e jour; mort le lendemain.

55. Petit. Gaz. des hôp., 1858. — H. 38 ans. Céphalalgie, pupilles resserrées, coma, mort.

56. Moutard-Martin. Soc. médic. des hôp., 27 janv. 1858. — H. 35 ans. Fièvre vive. Délire au 7e jour, suspension des accidents par l'opium. Trente-six heures plus tard, nouvel accès de délire de trente heures; mort. Congestion méningée trouvée à l'autopsie.

57. Lebert. Arch. méd., 1858, vol. II. — H. 22 ans. Fièvre vive, malgré la diminution des douleurs; délire. Mort douze heures après le début des accidents.

58. Tardieu. Gaz. des hôp., 1858. — F. 30 ans. Mouvement fébrile, malgré la diminution des douleurs. Délire après un mois de maladie, coma, mort en huit heures. Congestion pulmonaire; congestion méningée intense.

59. Ollivier et Ranvier. Tiré des Annales de Schmidts, 1859, p. 117. — H. 37 ans, Délire persistant deux nuits, malgré les émissions sanguines. Guérison par opium à hautes doses.

60. Boniface et Mazet. Gaz. des hôp., 1859. — H. 32 ans. Fièvre vive, gêne de déglutition. Délire au 16e jour de la maladie, coma. Mort. Durée des accidents, vingt-quatre heures.

61. Legroux. Union médicale, 1859. — H. 43 ans. Eruption d'urticaire. Délire au 12e jour de la maladie. Durée du délire, 9 jours. Mort. Congestion cérébrale.

62. *Id.* — H. 38 ans. Excès alcooliques. Délire au 6e jour. Durée, trois jours. Opium, guérison.

63. *Gaz. hebdom.*, 1860. — F. 40 ans. Fièvre vive, dyspnée. Signes de congestion pulmonaire, vomissements, strabisme, dysphagie, délire. Mort.

64. Rouet. — Gaz. des hôp., 1860. — H. 18 ans, surmené. Symptômes typhoïdes à partir du 5e jour de la maladie. Hallucinations le 8e jour, délire. Mort 48 heures après le début des accidents cérébraux.

65. Ardoin. Thèse, Strasbourg, 1861. — F. rhumatisme, traité par évacuants et émissions sanguines. Accès de délire durant une nuit après trois semaines de maladie. Traitement par le sulfate de quinine, vésicatoire à la nuque, guérison.

66. *Id.* — H. 11 ans. Fièvre vive, douleurs intenses. Un accès de délire de quelques heures. Guérison sans traitement actif.

67 Ollivier et Ranvier. Extr. de Hops. bull. soc. medic. de Gand, 1860. — Insomnie, délire au 4e jour, d'une durée de trois jours. Opium, guérison.

68. Bourdon. Soc. méd. hôp., 1860. — H. 45 ans. Perte de connaissance trois jours après le début du rhumatisme, hémiplégie. Le surlendemain, délire violent, mort. A l'autopsie, congestion cérébrale plus prononcée à droite qu'à gauche. Endocardite, péricardite; poumon engoué.

69. Adan. Thèse, 1860. — H. 42 ans. Au 7e jour, délire violent, durée, 48 heures. Traitement par sulf. de quinine. Guérison.

70. *Id.* — H. arthrite rhumatismale. Délire. Cessation du délire et nouvelle arthrite. Nouveau délire s'apaisant avec réapparition d'une nouvelle arthrite. Guérison sans traitement actif.

71. *Id.* — H. 24 ans. Délire revenant périodiquement toutes les nuits : guérison sous l'influence du sulfate de quinine.

72. AUBURTIN. Progrès médical, 1860. — H. 39 ans. Délire au 5e jour, pupille contractée. Coma, mort 48 heures après le début du délire.

73. *Id.* — Progrès médical. Fièvre très-intense. Délire au 6e jour. Mort le lendemain. Rien au cerveau.

74. BOUILLAUD. (Lettre). Progrès médical, 1860. — F. 40 à 50 ans. Agitation, délire, mort. A l'autopsie, congestion cérébrale.

75. *Id.* — H. 56 ans. Pas de traitement actif. Délire. Mort en quelques heures.

76. *Id.* — H. 31 ans. Vomissements. Accidents cérébraux amenant la mort en quelques heures.

77. *Id.* — H. Rhumatisme articulaire chez un sujet atteint de blennorrhagie. Accidents cérébraux mortels (céphalalgie, délire, coma). A l'autopsie, méningite.

78. *Id.* — F. 21 ans. Délire au 18e jour, durée six jours. Mort. Congestion cérébrale.

79. *Id.* — H. Délire au 8 ou 9e jour. Mort au bout de 24 heures.

80. *Id.* — H. Rhumatisme paraissant assez modéré. Délire, mort en quelques heures.

81. *Id.* — F. 10 à 11 ans. Excessive sensibilité. Endopéricardite. Amélioration apparente. Délire, assoupissement. Mort en deux ou trois jours.

82. FULLER. "On rhumatism". — H. 36 ans. Après plusieurs jours d'un rhumatisme aigu, délire, coma. Mort le 5e jour des accidents. A l'autopsie, méningite.

83. *Id.* — Enfant. Au 3e jour d'un rhumatisme aigu, délire, convulsions, céphalalgie. Mort. Rien au cerveau. Péricardite.

84. *Id.* — Jeune homme. Au 7e jour, mouvements spasmodiques. Délire violent, mort 15 jours après le début des accidents. Rien au cerveau. Endo-péricardite.

85. *Id.* — Jeune homme. Mort après sept jours de maladie, dans le délire. Péricardite. Rien au cerveau.

86. *Id.* — Jeune femme. Délire après quelques jours de maladie. Mort. Péricardite.

87. *Id.* — Homme. Au 12e jour de la maladie, insomnie, puis délire. Dilatation des pupilles. Mort en 48 heures. Pas d'autopsie.

88. *Id.* — F. 21. ans. Fille chétive et surmenée. Agitation au 15e jour de la maladie, délire, coma. Mort trois jours après le début des accidents. Congestion du cerveau.

89. *Id.* — F. 19 ans. Péricardite le 6e jour du rhumatisme. Insomnie, délire, pendant neuf jours. Traitement par émissions sanguines et mercuriaux. Guérison.

90. LEBERT. Archives de méd., 1861, vol. 1. — H. 22 ans. Rhumatisme polyarticulaire aigu. Le 9e jour, accidents cérébraux (céphalalgie, délire), suivis de mort en douze heures. Intégrité du cerveau et des enveloppes. Pleurésie, péricardite.

91. *Id.* — H. 42 ans. Rhumatisme intense. Amélioration sous l'influence du sulfate de quinine. Au 10e jour, délire, puis coma. Mort trois jours après le début des accidents. Pas de lésions graves de l'encéphale.

92. *Id.* Gazette hebdomadaire, 1862, p. 47. — H. 25 ans. Au 5e jour du rhumatisme, délire, soubresauts de tendons. Mort le même jour. Injection considérable des méninges.

93. HÉRARD. — Société médicale des hôpitaux. Décembre 1862. Rhumatisme mono-articulaire. Délire, mort en quelques heures. Congestion des méninges.

94. GIRARD. Thèse 1862. — H. 60 ans. Douleurs très-vives. Aggravation de l'état du malade. Délire, soubresauts de tendons. Mort en 12 à 13 jours de maladie. Endocardite. Apoplexie pulmonaire. Rien au cerveau.

95. *Id.* — H. 43 ans. Douleurs diminuant rapidement après six jours de maladie. Délire intense. Quelques heures de cessation des accidents; coma. Mort le 8e jour de la maladie. A l'autopsie, injection des méninges. Endocardite valvulaire.

96. BOUILLAUD. Gazette des hôpitaux, 1862. — H. 37 ans. Au 9e jour, délire violent, coma. Mort en 4 heures. Autopsie, congestion cérébrale.

97. E. DUBOIS. Gazette des hôpitaux, 1864. — F. 20 ans. Douleurs articulaires, délire, fièvre vive au 9e jour après l'accouchement. Mort en 4 jours, après avoir présenté du délire et du coma. Diagnostic : rhumatisme cérébral après l'accouchement (1).

98. BUCQUOY. Société médicale des hôpitaux. Août 1864. — H. Début du délire au bout d'une semaine environ de maladie. Mouvements convulsifs. Mort en quelques heures.

99. *Id.* — H. Analogie très-grande avec urémie. Rétention d'urine. Dépôts d'urates sur la peau.

100. OLLIVIER ET RANVIER. Mémoire de la Société de biologie, 1865. — H. 37 ans. Prostration, douleurs très-vives. Délire le 8e jour. Mort en 48 heures. Congestion cérébrale.

101. *Id.* Tiré de Charcot (notes inédites). — 16 ans. Rhumatisme polyarticulaire, moyenne intensité. Délire violent subit, puis coma; dans quelques heures, mort. Rien au cerveau. Endo-péricardiie. Pneumonie.

102. *Id.* Tiré de " Sander Deutsch Clinik, " 1862. — H 54 ans. Au 18e jour, délire durant 3 jours. Mort. Un peu d'œdème des méninges.

103. *Id.* Tiré de "Medico-chirurgical Transactions" vol. XXII. — H. 17 ans. Mouvements spasmodiques au 6e jour, puis délire. Durée des accidents 15 jours. Mort. Péricardite. Rien au cerveau.

(1) L'exactitude du diagnostic me paraît à la lecture de l'observation fort discutable.

104. Ollivier et Ranvier (Mémoire inédit). — H. 42 ans. Insomnie au 7e jour; au 10e, délire. Mouvements convulsifs. Durée des accidents quelques heures. Mort.

105. *Id.* — H. 32 ans. Insomnie, délire, le 15e jour, un peu de céphalalgie. Guérison.

106. *Id.* — H. 52 ans. Au 4e jour, délire furieux, durée trois jours. Café, musc. Guérison.

107. *Id.* — H. 29 ans. Au 12e jour, céphalalgie, délire, durant deux jours. Purgatifs. Guérison.

108. *Id.* — F. 30 ans. Apparition brusque du délire, puis assoupissement. Quelques contractions dans les avant-bras. Guérison.

109. *Id.* — H, 32 ans. Rhumatisme mono-articulaire survenu à la suite de refroidissement, chez un individu atteint de blennorrhagie. Suppression de l'écoulement: au bout de 5 jours, délire violent, hallucination. Guérison.

110. *Id.* — F. 34 ans. Rhumatisme subaigu. Accidents cérébraux le 15e jour. Délire, convulsions. Mort. Autopsie. Congestion cérébrale.

111. *Id.* — H. 30 ans. Rhumatisme articulaire aigu. Délire le 3e jour. Mort en 24 heures. Rien à l'autopsie.

112. *Id.* — F. 47 ans. Rhumatisme articulaire chronique passant à l'état aigu. Céphalalgie, délire, coma. Mort. A l'autopsie, méningite purulente.

113. *Id.* — F. 29 ans. Rhumatisme polyarticulaire aigu. Accidents cérébraux le 10e jour. Mort en 3 heures 1/2. Autopsie. Congestion cérébrale et congestion pulmonaire.

114. *Id.* — H. 55 ans. Accidents cérébraux le 23e jour. Délire, coma. Mort au bout d'une demi-heure. Autopsie. Injection des méninges.

115. *Id.* — H. 39 ans. Accidents cérébraux le 15e jour; délire puis coma. Mort. Autopsie. Injection des méninges. Sérosité dans les ventricules latéraux.

116. *Id.* — F. 28 ans. Rhumatisme polyarticulaire aigu. Délire le 20e jour puis coma. Mort.

117. *Id.* — H. 62. Rhumatisme mono-articulaire aigu. Accidents cérébraux le 4e jour. Délire et coma. Mort. Congestion cérébrale.

118. *Id.* — F. 20 ans. Rhumatisme articulaire subaigu. Le 3e jour, délire puis coma et mort en une demi-heure. A l'autopsie, congestion des méninges, léger épanchement dans l'arachnoïde et le péricarde.

119. *Id.* — H. 32 ans. Au 15e jour, vomissements, délire, convulsions, coma. Mort en quelques heures. Congestion cérébrale. Congestion du poumon, du foie. Péricardite.

120. *Id.* (Communiquée par M. A. Voisin.) — H. 48 ans. Accidents cérébraux le 6e jour. Délire, coma, convulsions. Mort en 24 heures. Congestion des méninges. Péricardite.

121. *Id.* — (Id.) H. 31 ans. Rhumatisme polyarticulaire aigu. Accidents cérébraux le 7e jour. Délire puis coma. Mort en 20 heures. Congestion des méninges et du cerveau.

122. *Id.* — (Id). Rhumatisme articulaire aigu. Accidents cérébraux le 14e jour.

Délire, coma. Mort au bout de 6 heures. A l'autopsie, altération de la méningite. Pleurésie, endo-péricardite. Infiltration tuberculeuse des sommets des poumons.

123. Gintrac. Journal médical de Bordeaux 1865 (tiré de Forget. — Gazette médicale 1838). H. 21 ans. Agitation, délire. Mort en quelques jours. Altérations de la méningite.

124. *Id.* Tiré de M. Th. Inmann " Edimb. Med. and Surg. Journal " 1845. — F. 12 ans. Céphalalgie, nausées, pupilles dilatées, irritabilité extrême. Coma, mort. Méningite.

125. Dumolard. Th. 1865. — H. 37 ans. Rhumatisme articulaire subaigu Insomnie, délire violent, coma. Mort en 27 heures.

126. Ball. Thèse d'agrégation 1866. — H. Rhumatisme polyarticulaire très-aigu. Délire durant quelques heures. Réapparition des douleurs. Guérison.

127. *Id.* — F. 17 ans. Rhumatisme aigu de moyenne intensité. Pneumonie au 3e jour ; résolution brusque de la phlegmasie pulmonaire. Accidents cérébraux, promptement mortels.

128. Guérard. Société médicale des hôpitaux, 1866. — Délire violent subit. Opium. Guérison.

129. Leloutre. — Thèse 1866. H. 21 ans. Rhumatisme polyarticulaire aigu, endocardite. Hémiplégie, aphasie, agitation, délire, état comateux. Guérison.

130. *Id.* — Rhumatisme articulaire aigu de moyenne intensité. Dans la convalescence, délire aigu et mélancolique avec hallucination, disparaissant au bout de 9 jours.

31. Ledru. Gazette des hôpitaux 1867.—Rhumatisme articulaire aigu avec accidents cérébraux. Péricardite, psoïtis, péritonite. Mort.

132. Oulié. Thèse 1868. — H. 37 ans. Rhumatisme subaigu, céphalalgie, fièvre intense. Délire, état comateux. Soubresants de tendons. Mort. Méningite.

133. *Id.* — F. 62 ans. Rhumatisme articulaire aigu, fièvre vive, vomissements, céphalalgie, vertiges, délire; inégalité des pupilles. Altérations de la méningite.

134. *Id.* — H. 40 ans. Rhumatisme articulaire subaigu. Excès alcooliques. Délire, hallucinations, pupilles dilatées, coma. Mort. Congestion cérébrale.

135. *Id.* — H. 16 ans. Rhumatisme articulaire aigu, péricardite, pleurésie ; varicelle. Quelques jours plus tard, délire mélancolique, délire de persécution, avec hallucinations. Guérison après plusieurs semaines.

135. Voillez. Société médicale des hôpitaux, 10 avril 1868. — H. 20 ans, douleurs modérées. Délire au 5e jour. Mort en 24 heures.

137. *Id.* — H. 35 ans. Rhumatisme articulaire datant de quelques jours. Délire, mort en 24 heures.

138. Cadet de Gassicourt. Société médicale des hôpitaux, 12 janv. 1868. — F. 28 ans. Malaise général ; dyspnée, délire. Mort en 2 heures. Rien au cerveau.

139. CORNIL. Société médicale des hôpitaux, 9 octobre 1868. — Accidents cérébraux. Mort. Pus dans les méninges.

140. HÉRARD. Société médicale des hôpitaux, 11 décembre 1868. — Accidents un rhumatisme articulaire aigu. Mort. Injection vive des méninges.

141. LEMOINE. Thèse 1869. — H. 37 ans. Céphalalgie, délire, agitation violente, durant 3 jours, coma. Mort.

142. MICHEL. Th. Strasbourg 1863, nº 713. — F. Rhumatisme articulaire aigu depuis deux mois, endocardite; recrudescence du côté des articulations; délire puis sommolence : le lendemain, trismus, yeux convulsés. Amélioration au bout de quelques jours. 25 jours après le début des accidents cérébraux, nouvelle perte de connaissance, délire, trismus. Plusieurs fois, réapparition de symptômes cérébraux graves. Mort par tuberculisation pulmonaire plusieurs mois après les accidents. A l'autopsie, rien dans le cerveau.

143. *Id.* — H. Rhumatisme articulaire aigu ayant débuté 8 jours auparavant, (2e attaque). Apparition brusque de symptômes cérébraux (délire, cris) ; endocardite ; température élevée (42º), pouls 144-172. Mort en 36 heures. Pas d'autopsie.

CONCLUSIONS.

De l'ensemble des faits énoncés, nous pouvons conclure :

1° Le délire, dans le rhumatisme articulaire aigu, est lié à des états pathologiques distincts les uns des autres.

2° Lorsqu'un rhumatisant succombe après avoir présenté du délire, la cause de la mort doit être recherchée non seulement dans le cerveau, mais encore dans les autres viscères.

3° Les signes qui précèdent le délire sont de deux ordres : les uns sont constitués par des phénomènes nerveux, les autres par des modifications dans la marche de la maladie.

4° La folie, que l'on observe à la suite du rhumatisme, doit être distinguée des autres accidents cérébraux. Rien ne prouve, dans la plupart des observations, que le rhumatisme n'ait pas été simple cause déterminante, au même titre que d'autres affections aiguës, la pneumonie par exemple.

TABLE DES MATIÈRES.

Paris. A. PARENT, imprimeur de la Faculté de Médecine, rue M^r-le-Prince, 31.

Traité de l'immobilisation directe des fragments osseux dans les fractures, par le docteur BERENGER-FÉRAUD, médecin principal de la marine. 1 vol. in-8 avec figures dans le texte. 10 fr.

Traité des fractures non consolidées, ou pseudarthroses, par le docteur BERENGER-FÉRAUD. 1 vol in-8 avec figures dans le texte. 10 fr.

Traité des maladies de l'estomac, de W. BRINTON, traduit par le docteur RIANT, précédé d'une Introduction par le professeur LASÈGUE. 1 vol. in-8 avec figures dans le texte; le volume cartonné en toile. 7 fr.

Traité des maladies de l'oreille, par A. DE TROELTSCH, professeur à la Faculté de médecine de Würzbourg, traduit par les docteurs KUHN et LEVI. 1 vol. in-8 avec figures dans le texte; le vol. cart. en toile. 8 fr. 50

Leçons sur le traitement des maladies chroniques en général, et des affections de la peau en particulier, par l'emploi comparé des eaux minérales, de l'hydrothérapie et des moyens pharmaceutiques, professées à l'hôpital Saint-Louis par le docteur BAZIN, rédigées et publiées par E. MAUREL, interne des hôpitaux, revues par le professeur, 1 vol. in-8; cart. en toile. 8 fr.

Des paralysies des muscles moteurs de l'œil, par A. von GRAEFE, professeur d'ophthalmologie à l'Université de Berlin, traduit par A. SICHEL, revu par le professeur. 1 vol. in-8. 3 fr. 50

Traité iconographique de l'ulcération et des ulcères du col de l'utérus, par Armand DESPRÉS, professeur agrégé à la Faculté de médecine de Paris, chirurgien de l'hôpital de Lourcine. Grand in-8 avec planches lithographiées et coloriées. 5 fr.

Traité clinique et pratique des maladies puerpérales suites de couches, par le docteur HERVIEUX, médecin de la Maternité de Paris. 1 fort volume in-8 avec figures dans le texte; le vol. cart. en toile. 16 fr.

Traité des maladies du fond de l'œil et atlas d'ophthalmoscopie, par L. DE WECKER et E. DE JAEGER. 1 vol. gr. in-8, accompagné d'un atlas de 29 planches en chromolithographie. 35 fr.

Comptes-rendus des séances et mémoires de la Société de biologie, tome XXIe de la collection. 1 vol. in-8 avec planches lithographiées et coloriées. 7 fr.

Paris. — Imprimerie de A. PARENT rue Monsieur-le-Prince 31.

www.ingramcontent.com/pod-product-compliance
Ingram Content Group UK Ltd.
Pitfield, Milton Keynes, MK11 3LW, UK
UKHW020324250726
13967UKWH00004B/1841